モーズレイモデルによる 家族のための摂食障害こころのケア

原著2版

監訳

中里 道子
国際医療福祉大学医学部精神医学 主任教授
千葉大学大学院医学研究院精神医学 特任教授

友竹 正人
徳島大学大学院医歯薬学研究部メンタルヘルス支援学分野 教授

水原 祐起
京都府立医科大学大学院医学研究科精神機能病態学 併任助教

南 山 堂

Skills-based Caring for a Loved One with an Eating Disorder
The new Maudsley method, Second Edition
© 2017 Janet Treasure, Gráinne Smith and Anna Crane

監訳者・翻訳者一覧

監 訳

中里　道子　　国際医療福祉大学医学部精神医学　主任教授
　　　　　　　千葉大学大学院医学研究院精神医学　特任教授

友竹　正人　　徳島大学大学院医歯薬学研究部メンタルヘルス支援学分野　教授

水原　祐起　　京都府立医科大学大学院医学研究科精神機能病態学　併任助教
　　　　　　　特定非営利活動法人 SEED きょうと　理事長
　　　　　　　京都府立こども発達支援センター診療課　精神科医長

翻 訳（翻訳順）

友竹　正人　　徳島大学大学院医歯薬学研究部メンタルヘルス支援学分野　教授

中土井　芳弘　四国こどもとおとなの医療センター　成育こころの診療部長

中里　道子　　国際医療福祉大学医学部精神医学　主任教授
　　　　　　　千葉大学大学院医学研究院精神医学　特任教授

須田　真史　　群馬大学大学院医学系研究科神経精神医学　講師

水原　祐起　　京都府立医科大学大学院医学研究科精神機能病態学　併任助教
　　　　　　　特定非営利活動法人 SEED きょうと　理事長
　　　　　　　京都府立こども発達支援センター診療課　精神科医長

橘　　亜紀　　特定非営利活動法人 SEED きょうと　理事

著者紹介

スキルに基づいたケア（Skills-based Caring）によって，援助者は摂食障害を患っている人を支えるために，そして回復を妨げる罠から抜け出すために必要なスキルと知識を身につけることができます．また本書は，協同的なアプローチによって，専門家や家族が大切な人を継続的に支えていく能力を向上させるための，詳細なテクニックや戦略を提供しています．

エビデンスに基づいた研究と個人の経験をもとに，著者は摂食障害を抱える人を援助する際に問題となる多くの領域について，読者にアドバイスをしています．この第2版は，摂食障害を抱える人のケアに携わっている専門家と家族の双方にとって，必読の書です．

ジャネット・トレジャー教授（大英帝国勲章 <Order of the British Empire> 受賞，医学博士，英国王立医師協会フェロー <Fellow of Royal College of Physicians>，英国王立精神科医協会フェロー <Fellow of Royal College of Psychiatrists>）は，キングス・カレッジ・ロンドンで研究と指導を行い，サウスロンドン・モーズレイ NHS トラストで臨床医として働く精神科医です．トレジャー教授の研究テーマは，新しい治療法を開発するための，トランスレーショナルリサーチの手法を用いた患者さんや家族との共同作業です．この研究から，トレジャー教授は病気についての情報や病気を管理するスキルを共有するツール一式を共同で制作しています．

作家であり元教師であるグレイン・スミスは，彼女の成人した娘が神経性やせ症 むちゃ食い／排出型と診断されて以来（現在，娘さんは回復しています），地域や国のヘルプライン，ミーティング，ワークショップやカンファレンスなどで，何百人もの援助者（家族と専門家の両方）と話をしてきました．その中での会話の内容を，彼女は家庭でケアをしている援助者に向けた書籍の中でしばしば引用しています．

アナ・クレインは家庭医で，彼女自身，医学生だった時に摂食障害を患った経験があります．彼女は Student BMJ という医学雑誌で，自分自身の経験を書きました．彼女はプライマリ・ケア領域における摂食障害の認知度を高め，家庭医の研修において摂食障害がより扱われるようになるよう，熱心に活動しています．また彼女は，一般の診療所における摂食障害の診断と支援について，家庭医や若手医師を対象に講義を行っています．

目　次

はじめに

1. なぜこの本が書かれたのでしょうか？

　摂食障害の症状は，患者さん自身と患者さんをケアする人の両方に深刻な影響を与えます．家族が被る影響についてはこれまでほとんど軽視されてきました．摂食障害の最新の研究について説明することは，家族が，患者さんの思考や行動の変化の理由を理解する手助けとなるでしょう．摂食障害の症状に対して場当たり的に対応することは，それが善意に基づくものであったとしても，あまり役に立たないでしょう．一歩下がって，症状に対処するために最も効果的なやり方を考えることができれば，家族として，そして個人として，あなたが受ける悪い影響を軽減することができるでしょう．

　家庭でのケアの際に役立つ実用的なスキルは，モーズレイのような摂食障害専門ユニットの専門スタッフが用いているものと同じです．例えば，私たちが家族といっしょに取り組んできた経験から，一貫性のある，協調的で総合的なケアを行うために，以下のような "C" で始まる言葉を心に留めておくと役に立つことが分かりました．それは，穏やかさ（calmness），コミュニケーション（communication），思いやり（compassion），協力（cooperation），一貫性を確保するための共同（collaboration to ensure consistency），コーチすること（coaching）です．

　したがって，本書では，最新のモーズレイの方法を用いて取り組むのに必要なスキルと情報を提供しています．私たちの研究では，特に父親がこのような方法を実践する際に，より積極的な役割を担うことを手助けすることによって，このアプローチによる恩恵を受けることが示されています．

　長年にわたって，モーズレイの入院治療チームは，摂食障害の患者さんを支援するために膨大な専門知識とスキルを発展させてきました．これらの情報を要約し共有することが，私たちの目指していることです．あなたが摂食障害の患者さんの回復を支援するために必要な力を身につけることを願っています．

覚えておいてほしい事実：患者さんの人生が摂食障害に支配されないようにするために，あなたには果たすことが**できる**役割があります．本書がそのノウハウを提供できることを願っています．

2. 著者たちの紹介

● ジャネット・トレジャー（大英帝国勲章〈Order of the British Empire〉受賞，医学博士，英国王立医師協会フェロー〈Fellow of Royal College of Physicians〉，英国王立精神科医協会フェロー〈Fellow of Royal College of Psychiatrists〉）

彼女は，摂食障害の治療と研究の最大の中心である，サウスロンドン・モーズレイ NHS トラストの摂食障害ユニットで，33 年以上にわたり摂食障害の患者さんの治療を専門的に行ってきた精神科医です．英国 NICE ガイドライン委員会の身体治療部門の委員長を務めていました．現在は Beat（英国の主要な摂食障害の慈善団体）の主任医療アドバイザーを務めています．2007 年には摂食障害協会（Academy of Eating Disorders）から研究におけるリーダーシップを表彰され，2014 年には摂食障害協会と Beat から特別功労賞を授与されました．彼女は，スチューデント・マインズ（Student Minds），シャーロット・ヘリックス（Charlotte's Helix），摂食障害を持つ糖尿病者たち（Diabetics with Eating Disorders），精神医学研究トラスト（Psychiatry Research Trust）といった慈善団体の理事であり，同じく慈善団体であるサクシード（Succeed），摂食障害に立ち向かう母親たち（Mothers Against Eating Disorders：MAED），フィースト（Families Empowered and Supporting Treatment of Eating Disorders：F.E.A.S.T.）の学術委員会の委員をしています．

● グレイン・スミス

彼女は以前，学校長をしていました．長年にわたって，神経性やせ症の過食・排出型と診断されていた娘のケアと支援を行ってきました．最初は情報やサポートがなかったのですが，残念ながら，当時は家族にとってそれは普通のことでした．その後，数年間，スコットランドやそれ以外の地域で，家族に向けたヘルプライン（相談窓口）の立ち上げに協力し，それを運営してきました．それから，摂食障害アノニマス（Eating Disorders Anonymous，現在の Beat UK）の電話相談サービスに従事しました．彼女は，最近まで，援助者とサービス・ユーザーの開発グループ（Carer and Service User Development Group）の一人としてスコットランドのオープン大学で働き，ソーシャル・ワーク優等学位（Social Work Honours Degree）を取るためのトレーニング・コースの設立を支援してきました．家族や在宅援助者のためのあらゆる仕事において，ヘルプラインで彼女が話をしてきた援助者の実話を，家族に向けたカンファレンスやワークショップ，次の本の中でしばしば引用しています．"Anorexia and Bulimia in the Family"（John

Wiley and Sons, 2004)，良好な多方面のコミュニケーションを構築する方法を書いた "Families, Carers and Professionals: Building Constructive Conversations"（John Wiley and Sons, 2007），"Surviving Family Care Giving: Coordinating effective care through collaborative communication"（Routledge, 2015）などです．彼女は，ウェブサイト（www.grainnesmith.co.uk）で一連のポッドキャストを配信し始め，そこでも，セルフヘルプ・グループのミーティングやワークショップ，カンファレンス，電話相談の場で話をした援助者の実話をしばしば引用しています．

● アナ・クレイン

彼女は家庭医をしています．医学生だった時に摂食障害を患った経験があります．彼女は Student BMJ という医学雑誌に自分自身の経験を書きました．また，摂食障害の認知度を高めるための資料を開発しました．

● エリス・パケット（イラストレーター）

彼女は "Anorexia Nervosa: A Survival Guide" にイラストを提供してくれました．そして，最近では，"Getting Better Bite by Bite 第2版" のイラストも描いてくれました．

彼女は神経性やせ症から何とか回復することができたのですが，この病気になった原因のひとつは，成長することや自立することに対する不安であったと考えています．このようなことを踏まえ，彼女は，今日の文化の中で成長するということや自立するということはどのようなものであるかを理解する手助けをするための，11〜12歳の子どもたちと共に親や援助者をサポートするユニークなコースを作りました．このコースは放課後の部活動として学校で行われています．全6回のコースでは，自分自身の特性を最大限に活かすこと，感情，良い人間関係の構築，インターネットや携帯電話の活用，レジリエンス，さらには経済的な事柄や社会における権利と責任といったテーマに取り組み，楽しく有益な環境の中で家庭においてさらに議論をするためのしっかりとした土台を作ることができます．さらに，彼女は次のメッセージを付け加えたいと希望しています．「当時は，治療中に支援してくれた皆さんや医療スタッフの皆さん，家族に大変な思いをさせてしまったかもしれませんが，私は，一人一人，すべての方々に対して，『皆さんのご尽力のおかげで良くなりました．ありがとうございました．皆さんのサポートがなければ今の私はなかったでしょう』と言いたいです」

私たちは，この病気を実際に患ったことのある人，特にサラ・モスからも，支援や助言を得ました．

3. 誰がケアにあたるのでしょうか？

本書では，いたるところで援助者（carer）という言葉が出てきますが，これは，サポートを提供する家族や親友のことを指しています．一般的には親がこの役割を果たしますが，パート

ナーやきょうだいにも貴重な役割があります．父親や兄弟，パートナーといった男性も重要な役割を果たします．この本で教えられる知識とスキルを身につけているなら，賢明な助言者としての彼らの役割は計り知れないほど貴重なものとなります．本書の内容は，医療の専門家，一般の人を問わず，摂食障害の患者さんをケアする立場にある人すべてにとって役立つものです．

　本書に収められている情報は，モーズレイ病院摂食障害専門ユニットのスタッフトレーニングに用いられているものであるため，内容が個々の家族の状況にぴったり当てはまらないこともあるでしょう．したがって，本書を利用する前に話し合い，情報に手を加える必要があるかもしれません．しかし，本書の幅広い理念は，病棟，家庭を問わず，実際的なケアにとって重要なものです．

4. 名前にはどんな意味があるのでしょうか？

　「神経性やせ症」，「神経性過食症」，「過食性障害」といった特定の用語が使われることがありますが，患者さんによっては，これらの異なった診断名の間を行ったり来たりすることがあります．したがって，幅の広い用語である「摂食障害」を用いるほうが分かりやすいでしょう．この複雑な病気においては時間も重要な役割を果たしています．というのは，長期に及ぶ飢餓や異常な食行動といった症状それ自体が，新たな症状を生み出す脳内の変化を引き起こすことがあるからです．したがって，病気の段階について考える方が，より間違いがないでしょう．病気の初期の段階では，症状はより流動的であり，長く病気が続いている段階では，症状はより固定してしまっていて，変えることは簡単ではなくなっています．

　また，この病気について書くときに，「摂食障害を患っている人」，「あなたの大切な人」，「あなたの娘／息子／配偶者」といった呼び方を繰り返し用いるのはあまり便利なことではないように思います．本書では，これらの呼び方に代えて，摂食障害（Eating Disorder）の患者さんを表すために「エディ（Edi）」という名前を用いることにします．「エディ」は男女いずれの場合もありますし，年齢もさまざまですが，家族であるあなたは，「エディ」をあなたの大切な人の名前に置き換えてみてください．

　摂食障害という病気は，必然的に，数々の極端で複雑な行動によって特徴づけられます．このような行動を受け入れることは，家族にとって非常に困難な作業です．したがって，ウィリアム，サラ，エミリー，ローラなどの名前に代えて「エディ」という名前を用いれば，このような受け入れがたい行動（「神経性やせ症の声」あるいは「神経性やせ症ミンクス」と表現されることもあります）を，摂食障害を抱えるその人から切り離して考えるのに役立つでしょう．

5. このトレーニング・マニュアルの使い方は？

　本書は 15 の章から構成されていて，各章では摂食障害の患者さんのケアに関係したトピック

を扱っています．第1章は患者さん自身にとっても役に立つことでしょう．第2章から第15章には，以下のことが含まれています．

- 摂食障害についての背景情報
- 出くわす可能性のある状況の例
- 実用的なスキルと助言
- 新しいスキルを実際に用いるのを手助けする課題
- 継続的に，あるいは折に触れて活用することができるスキル・シート

　家族がケアをする際によく起こる困難や問題を乗り越えていけるように，私たちの経験からガイドすることが本書の目的です．本書をどのように用いるかは各人に任されています．最初に全体に目を通して，それからその時点での自身の状況に関連した章に戻って読むことを好む人もいるでしょう．あるいは，各章を順に熟読し，それぞれのスキルを順番に身につけていくことを好む人もいるでしょう．あなたに合った方法を選んでください．

6. 新しいスキルを学ぶ

　摂食障害が引き起こす複雑な問題に対処するためには，いくつかの新しいスキルが必要となるでしょう．それは，(1) 習慣を打ち破るためのスキル，(2) 不安・恐怖と戦うためのスキル，そして (3) 多方面との良いコミュニケーションを構築するためのスキルです．これらはヘルスケアの専門家が用いている中心的なスキルであり，習得するには何年にもわたるトレーニングや実践，スーパービジョンを要します．私たちは，ほとんどの家族は，このようなスキルを自分自身で試してみたいと思っており，専門的な医療機関が行っているやり方の理論的根拠を理解することが役に立つと思っていることを見いだしました．そして，私たちは実際に必要とされる多くのサポートを提供することができます．

A. 有害な習慣を打ち破る

　有害な習慣を打ち破るプロセスには3つの構成要素があります．それらは，気づくこと (awareness)，正確なプランニング (precise planning)，行動すること (taking action)，です (これらは APT という頭字語によって思い出すことができます)．これからの章で出てくる A，P，T を表わすアイコンに注目してください．

　A は気づくことを示しています．観察によって何を学ぶことができるでしょうか？　基本的には，気づくことと内省することによって，情報を集め，知識を得ることができます．

気づいてみよう

　気づくこと．気づくことを表わしているこのアイコンは，あなたに異なった見方をすることを求めています．つまり，他の人があなたを見るように，あなたが自分自身を見ることを求めています．意識することなく起こっているために，その状況において見逃したり，無視したりしているかもしれない行動や誘因について素早くメモをとって，情報を集めるようにしてください．リフレクティブ・リスニング（振り返りながら傾聴すること）を用いた話し合いを，信頼できる誰かともつようにしてください（第8章「コミュニケーション」〈p.81〉を参照）．あなたがしていることについて，家族や親しい人からフィードバックをしてもらうようにしてください．

　Pは正確なプランニングと準備を表しています．習慣と学習された行動は無意識のうちに始まり，早期に中断されないと独り歩きしてしまいます．役に立たない習慣を打ち破るために，十分に準備され，可視化された計画をもつようにしてください．エディにとって可能な最善のケアを作り上げるために，この段階で他の重要な人にも確実に関わってもらうようにしてください．

計画してみよう

　プランニング．この正確なプランニングを表すアイコンは，練習と詳細な計画を立てることに時間を費やすことを促すものです．障害を克服するための解決策をできるだけ多く考えてみてください（例えば，if-then シナリオを用いる）．それを声に出して言うこと，例えば，電話の伝言メモや信頼できる人に向かって言うことが役に立つでしょう．

　Tは，やってみる／行動することを示しています．課題を選んでください．どんなことを学ぶつもりですか？　私たちは何か新しいことで脳を驚かせることによって学習するのです．

行動してみよう

　やってみる（その後，またやってみる）．思い切ってやってみてください．しっくりいくまで，あなたの計画を何度も（少なくとも7回は）実行してください．毎回上手くいくことはないでしょうが，根気よく続けてください．新しい行動を学ぶためには，時間と根気強さ，繰り返しが必要ですが，やればできます．

　それから，起こったこと，上手くいったことと上手くいかなかったこと，さらなるプラ

ンニングと準備，行動が必要なことは何か，といったことに対する気づきを深めるために，Aに戻ってください．

APTは連続したプロセスです．何か新しいことをやってみる際には，振り返りや評価，内省のための時間が必要になります．あなたはどのようなことを体験しましたか？ 変化を成し遂げ，それを維持するために，どのような支援が必要でしょうか？ 自分たちの考えを話してくれて，何らかの提案をしてもらえるように，誰か他の人に頼むことができますか？

変わることは，摂食障害の症状を弱める潜在的な力をもっているだけでなく，あなたが変わる準備ができていて，喜んでエディに模範を示すことができることを，はっきりと示すことになります．それはまた，変化のプロセスがどれほど難しいことであるかを，あなた自身が学ぶことにもなります．これは三位一体（病気を弱めること，模範を示すこと，洞察力を育むこと）のプロセスです．

B. 不安・恐怖と戦う

不安・恐怖と戦うことは，それを感じる勇気をもつことと，最後まで耐えて頑張り通すことと関係しています．そのコツは，課題をいくつかの小さな課題に分けることです．その小さな課題は，段階的にだんだん難しくなるようなものであり，十分に挑戦しがいがあるものだけれども，あまりに圧倒的であなたが混乱しすぎてしまわない程度のものです．新しく学んだことを強固なものにするには，時間と繰り返しが必要です．

C. コミュニケーション

正確に話を聴くことと肯定的に反応することは，誰にとっても素晴らしい贈り物となります．これもまた時間と練習を必要とします．

各章の最後にある「振り返ってみよう」のコラムでは，じっくり考えてもらうために，重要なホームワーク・メッセージを要約しています．しかし，振り返るやり方は人それぞれ異なるでしょう．あなたはどのようなことを学ぶことができますか？ スケジュール帳を用いて行動をモニターすることは，自分自身を観察するのに便利な方法です．私たちは自分自身の行動について，何らかの形で定期的なフィードバックを受けることで恩恵を受けます．あなたは何らかの方法で記録をつけることができますか？ あなたは心を開いて振り返りの内容を誰かと共有し，客観的に進展をモニターしてもらう勇気がありますか？

本書で述べられているスキルを身につけることは，容易なことではありません．ですが，これ

らは多くの状況において用いることができる，役に立つライフ・スキルです．さらに，あなた自身が行動を変えるプロセスを経験したなら，摂食障害の行動を変えるのをより効果的に支援することができるでしょう．

7. 効果はあるのでしょうか？ どんなエビデンスがあるのでしょうか？

　医学はアートから科学へと移行しているので，今や専門家は，治療はエビデンスに基づいたものになるだろうと期待しています．あなたはこれによって私たちが何を言おうとしているのかと尋ねるかもしれません．要するに，研究者や臨床家が問わなければならないことは，ある介入が患者のためになることが示されているかどうかということです．最も強固なエビデンスは，説得力のある結果をもたらすのに十分な規模の無作為化試験によって提供されます．しかし，ある治療が効果的かどうかという問いは，もっと複雑です．つまり，一人一人の患者の個別性について考えることが重要なのです．言い換えれば，私たちはそれぞれの患者の個人的な特性や体験，その人の摂食障害に対する反応を考慮しなければなりません．

　摂食障害は発達の重要な時期に起こり，平均して 10 年以上続きます．さらに，その形態や影響，治療に対する反応はさまざまです（それゆえ，家族療法〈family-based therapy〉はこの病気の初期の段階ではとても有効ですが，病気が固定してしまった段階ではそれほど有効ではありません）．患者さんの希望もまたさまざまです．もしその人が治療に参加しなくなってしまったら，その介入が上手くいくことはありません．それゆえ，摂食障害の患者さんの治療は，画一的なものでなく，むしろ，「オーダーメイド」が求められます．治療をその人に合わせる判断が必要なのです．

　摂食障害の患者さんをケアしている人に情報とスキルを提供することによって，彼ら自身の苦悩と精神的な負担が軽減することを示唆する多くの研究論文があります．また，この病気の初期の段階で家族を関与させることによって，この病気が重篤で永続的なものになることを防ぐことができることを示す質の高いデータがたくさんあります．

　習慣が固定してしまって，成人期にアイデンティティとなってしまった状況において，ケアをする人がどのように支援することができるかということに関するデータはそれに比べるととても少ないです．本書で述べられているスキルは，このようなより困難な状況において役立つように考案されたものです．両親とその他の家族が本書の助言に従った場合，患者さんが関係性の変化について肯定的なコメントをすることが分かった，予備的なエビデンスが 2 つの研究から得られています．さらに，摂食障害の力は弱まり，入院治療が必要なケースは少なくなったのです．

　私たちは，より多くのことを学びながら，資料の修正を続けています．そして，慈善団体であるサクシード（Succeed）からの支援を得て，本書を補完するために視聴覚機器を用いた資料を作成しました（https://newmaudsleycares-kent.co.uk/the-succeed-dvd）．それゆえ，私たちは，

これらの資料の使用を後押しする十分なエビデンスがあると思っています．このようなスキルを家族に教えることに加えて，現在，世界中の多くの摂食障害センターが，専門ユニットの看護師のトレーニングを行う際にこれらの資料を用いています．

8. 成功の秘訣

A. スキルを育む

気づくこと，プランニングと実践（やってみる），不安に直面すること，そして良好なコミュニケーションは，本書を上手く用いるための基礎的な構成要素です．**学び続け，実践し続けることの重要性は，いくら強調してもし過ぎることはありません．**

専門的な治療者のトレーニングは何年もかかるものであり，これには，より多くの経験をもつ専門家から指導を受ける形での継続的なサポートとフィードバック・セッションが含まれます（これは「スーパービジョン」として知られています）．トレーニングでは，面接の様子を収録した音声やビデオを聞いたり見たりすること，絶えず内省すること，進歩や失敗を分析して記録することが求められます．このようなことを家庭で実行するのが容易ではないことは明らかです．しかし，自分自身の進歩を振り返るための時間をつくるように努めてください．できれば，パートナーや親戚，友人，そして摂食障害を患っているエディ自身からフィードバックをしてもらえるように頼んでください．

自助グループなどを通じて，他の援助者からサポートを受けることは可能でしょうか？

B. プロセス

本書のトレーニング・パッケージは，重要なことは一回一回のやりとりの結果ではなく，そのプロセスであること，つまり，**どのように**そして，**何を**するかであるということを，あなたが理解するのに役立つでしょう．このことを覚えておいてください．

C. 「失敗は宝」

プロセスの至る所で失敗が起こりうるのは，人生の他のあらゆる領域と同様です．そのような失敗をただ単に失敗とだけ考えるべきではない，ということを覚えておくのはとても重要です．高すぎる要求水準や完全主義によって，あなたの新しい生活スタイルを束縛しないようにしてください．実際のところ，失敗は，誰も完全たり得ないしどのようなプロセスも完全たり得ないということをはっきりと示すことによって，あなたとあなたの大切な人が，さまざまなことを学ぶ良い機会だと見なすことができます．あなたにとって最適な道に辿り着くためには，失敗を繰り

返す必要があるのです．失敗しないということは，失敗することを過度に避けていることを意味しているだけなのかもしれません．この本の全体を通して，あなたはこのことを見いだすでしょう．

最後に

　あなたが経験するかもしれない問題の事例をすべて示すことはできませんが，あなたが本書で取り上げている一般的な例を上手く活用することを願っています．

　私たちは，多くの家族の支援を受けて本書を作りあげました．彼らは，何を必要としているのか，何が役に立ち何が役に立たないのか，ということを私たちに話してくれました．もし誤りがあれば，ここでお詫びを申し上げます．私たちはこれまでの成果をさらに向上させたいと常に思っています．

第1章

視点を共有すること
－摂食障害の経験から－

1. なぜこの本を読むのでしょうか？

　あなたは家族や友人にこの本を手渡され，本章のこのページを開いているのかもしれません．それとも，自分でこの本を見つけたか，あるいは，誰かの勧めを受け入れてこの本を手に入れたのかもしれません．どのような理由でここにたどり着いたか，現在の状況がどのようなものであるか，そして，これまでたどってきた道のりが長いか短いかにかかわらず，あなたは内心複雑な思いを抱いていることでしょう．つまり，いつか誰かがあなたの苦境に気づいて目を向けてくれることを**期待していたり**，人があなたのことを病気だと思うことに対して**失望し怒りを感じていたり**，あなた自身の秘密や人生の支えや「上手く行った」対処法に**心を奪われていたり**，自分の行動を**恐ろしく感じ**，その結果とそれが周囲の人に与える影響を**恥ずかしく思っていたり**するかもしれませんね．あなたがどのような人で，どのように感じていたとしても，また，変わりたいという望みがどれほど強いか，あるいは，ためらいがあって決めるのがどれほど難しいかにかかわらず，あなたは**信じる必要があります**．きっといつか，どこかで，何らかの形で，手助けしてくれる人が**必要になるだろう**と思ってください．現在の状況を何とか切り抜けたいと思う必要がありますが，たとえあなたが人の助けを借りなくても自分でできると公言しているとしても，「**それができるのはあなたひとり，でも，ひとりではできない**」ということを忘れないようにしてください．

　この本は，あなたの身近な人，つまり夫や友達，親，きょうだいに，摂食障害を抱えるあなたをどのように導きサポートすればよいかを教えることを目的としています．この本に書かれている技術や情報は，豊富な知識をもつ専門家，経験のある援助者，回復期にいる患者の三者の視点に基づいて，長い時間をかけて作りあげられました．

　この本を読んで，あなた自身で自分自身のケアを行うようにするのでもかまいません．あるいは，友達や治療者にこの本を見せた上で，これを行っても良いでしょう．

　私たちは，この本を役立てるために，さらに別の方法を模索することをお勧めします．例えば，この本を友達や治療者と共有しても良いでしょう．この本の一部を自分で読むこともできるで

しょう．はじめに，本書に取り上げられているトピックを簡潔にまとめてみることが役に立つかもしれません．そうすることで，あなたは，援助者が選択するかもしれないアプローチについて理解することができます．さらに，知識とスキルをもった援助者が，あなたが回復への旅を歩み始め，そして歩み続けることを支援するやり方を，あなたは理解し始めるでしょう．自分自身の行動を変えることがどれほど難しいことかということに援助者がいったん気づくと，彼らはあなたの困難に対してより共感的になることを私たちは見いだしました．

2. 本書の概要

A. 動物のたとえ

　摂食障害の症状は，患者であるあなただけでなく，あなたの身近な人たちにも深い影響を及ぼします．あなたの摂食障害の行動は，家族のさまざまな反応，つまり，怒りや欲求不満，落胆，悲しみ，パニック，不安，そして無視といった反応さえを引き起こすかもしれません．第5章（p.45）で私たちは，家族に対して，自分たちが摂食障害の症状にどのように反応しているかを同定し，理解してもらうように頼んでいます．私たちは，摂食障害を患っている大切な人に対して家族が通常どのように反応するかを説明するために，動物のたとえを考案しました．あなたの家族が摂食障害に反応する様式が，これらのパターンのどれかに似ているかどうかを考えてみてください．

　あなたの家族が常にあなたを保護しようとするので，息が詰まりそうになっていませんか？彼らは，自分自身で決めることができない病弱で無力な子どものようにあなたを扱っていませんか？つまり，彼らは**カンガルー**のようにお腹の袋にあなたを隠して保護していませんか？

　あなたの家族は怒りやいらだちに満ちていませんか？彼らはなぜあなたがそのようにふるまうのかを分かっていないのではありませんか？「もっと食べなさい．簡単でしょ！」とか，「食事の後にトイレに行くのをやめなさい．それで問題は解決するでしょ」などと言ったりしてはいませんか？つまり，彼らはあたかも**サイ**のように怒り，支配し，そしてその二つだけが解決方法なのだと考えてはいませんか？

　もしかすると，あなたの家族は**テリア犬**のようにふるまい，食べ物について絶えずあなたを批判し，尋問し続けていませんか？

　あなたの健康が損なわれていっていることやあなたの有害な習慣，自己破壊的な性質に，家族が気づかないふりをしようとしていると感じるかもしれません．そのようなことをじっと観察することは，家族にとってあまりにも辛く，あまりにも恐ろしく，あまりにもリアル過ぎることなのでしょうか？彼らは**ダチョウ**のように頭を砂の中に埋め，時間が経過してすべての問題が消え去るのを期待しているのでしょうか？

　あるいは彼らは，あなたの行動を見て泣いてしまうかもしれません．**クラゲ**のように神経過敏

で感情不安定になり，「すべては自分のせいだ」と確信して非常に大きな罪悪感と羞恥心を抱えているのです．

　このような感情的な反応のために，家族は，あなたが摂食障害の行動に立ち向かうことを支援するのを怖がるかもしれません．このような病気に順応してしまうパターンについては第 5 章と第 13 章で説明します．落ち着いた態度であなたが変わることをサポートするために，家族には忍耐力と賢明さが必要になります．

　これらの反応は自然で本能的なものですが，摂食障害に立ち向かう際には，あなたの家族とあなた自身の両方にとって概して役に立たないものだということを，第 9 章と第 13 章で説明しています．私たちの目標は，そのような反応を変えるための道具やスキル，知識を家族に提供することにあります．それによって，家族はあなたに対抗するのではなく協力し合うことができるようになり，病気を長引かせ死期を早めるのではなく，回復を早めて健康な生活を送ることができるようになります．そして，摂食障害を強固にするのではなく，病気に立ち向かい，その勢いを弱めることができるようになります．援助する人が自分自身の行動を変えることができると，変わることは起こり得ることであり，できないことではないということにあなたが気づく手助けとなるでしょう．

B.　いくつかの事実

　第 2 章と第 3 章は，摂食障害について家族に教えることを目的としています．つまり，通説を払いのけて症状を見分ける能力を高め（第 2 章），潜在する医学的リスクや健康への影響について知る（第 3 章）ことが目的です．これらの章を読むことはあなたにも役立つことと思います．一般の人たちがいかに摂食障害について無知であるか，そして重要なこととして，摂食障害がもつ潜在的なリスクとこの病が健康や生活面に及ぼす影響にあなたは気づくことでしょう．さらに，一般的な認識を共有することで，あなたと家族は，一致した視点に基づいて**一緒に**取り組むことになります．このことの重要性は，どれだけ強調してもしすぎることはありません．

　私たちはこの病気の有害な側面についても具体的に説明します．その恐ろしい症状は生きていくために不可欠な栄養素の喪失を引き起こし，あなたの身体と脳にダメージを与えます．脳へのダメージはとくに問題となります．なぜなら，脳は回復の促進に必要とされる主要な資源だからです．栄養が不足していると思考パターンは歪められますが，このことは，あなたが回復への旅をするために他の人からの支援を必要とする主な理由の一つです（そして，この本を書くことになった重要な理由の一つです）．

C.　変わること

　第 7 章は，患者さんにみられる変化の段階について述べています．p.69 の本文と図を見れば，

自分がどの段階にいるかわかるでしょう. **あなた自身**が変わりたいという気持ちにならなければいけない, ということを家族は理解する必要があります. 「生きていたい」「健康になりたい」「未来が欲しい」ということを決断できるのはあなただけなのです. **「それができるのはあなただけ」**という言葉を思い出してください. あなたが摂食障害にしがみつこうとしているなら, いくら周りから脅されたり, 威圧されたり, 欺かれたり, 強制されたりしたとしても, あなたの心が揺らぐことはないでしょう. しかし第7章を読むことによって, 家族は, 変わっていく過程において自分たちが役割を担っていること, そしてあなたに時間と機会を与えて, 変わることのプラス面とマイナス面を言葉で表現できるように働きかけることを学ぶでしょう. あなたにはこのようなことが必要なのです. いつものように, 「あなたはそれができる. **でも, ひとりではできない」**ということを思い出してください. さらに, その章で説明されている「心の準備度スケール」は, あなたがどれだけ進歩したかの具体的な目安として役に立ちます.

D. コミュニケーション

摂食障害の回復過程において欠かせない要因であるコミュニケーションについては, 第8章で集中的に取り扱います. あなたは誰も自分の言うことを聞いてくれない, 家族の誰もが自分のことを理解してくれないと感じているかもしれませんね. おそらく, どんなに頑張っても誰も認めてくれない, あるいは, 上手くやって何かを達成しても, 誰も何も言ってくれないように思えるのでしょう. 完全に良いコミュニケーションをもつことは難しいことです. 特に, 家庭において緊張関係や怒りが高まっている場合にはなおさらです. 第8章では, コミュニケーション・スキルに関するトピックをシリーズ形式で取り上げていますが, これによって, 長期的にはあなたが健康に向かうために, また短期的には家庭生活や家庭の雰囲気, 家族関係を改善するために必要な情報を家族に提供しています.

E. 失われた感情

摂食障害と感情のつながりを理解することはとても難しいことです. はたして摂食障害は, ただ単に体重やカロリー, 運動, 鏡に映る自分の姿だけの問題でしょうか? つまり, 摂食障害が強烈な感情や激しい感覚を鈍らせ, 和らげ, コントロールしていることに, あなたは気づいていますか? あなたが現在どのような立場であるにしろ, 少し時間をとって以下の文章を読んでみてください. この患者さんは, 入院した際に彼女が「エド（Ed）」と適切に名づけた神経性やせ症と自分との関係について, 次のように記しています.

2年間ずっと抑え込んできた感情が, 突如としてこらえきれずに噴出してしまいましたが,

看護師さんたちは，私が感情を爆発させたり，怒ったり，泣いたり，イライラしたり，叫んだりしても我慢してくれました．私が，摂食障害という「友達」を失うことに対して，闘い，泣き，嘆き悲しむことをじっと見守ってくれたのです．エドは，良い感情も悪い感情も，すべての感情を押し込めてしまいます．エドといっしょにいると，怒りも，笑いも，情熱も，喜びも，悲しみも，満足も，不安も，苦痛もなく，あるのは麻痺した感覚だけです．何の感情もありません．まったく何もないのです．エドは防壁であり，庇護者なのです．エドといっしょにいると，誰にも触れられず，誰の目にも見えず，誰にも危害を加えられることがないように感じるのです．治療が始まって数週間経って，次第に私の感情は自由に動き始めました．最初は非常に強烈で，コントロールできませんでした．極端で，恐ろしく，これまで経験したことのない，めまぐるしく変わる感情でした．落ち着いていても急に怖くなり，笑っていても急に恥ずかしくなるのです．事あるごとに，涙が頬をつたってきました．自分の人生を生きようとすれば，このような得体の知れない感情への対処の仕方をたくさん学ぶことになります．エドが私を麻痺させると，あらゆることを意識しなくてすみます．患者は，摂食障害によって，人生がもたらしてくれる素晴らしい感情のすべてを失い，そうすることで辛い感情から逃れることができるのです．治療によって患者は，人生に向き合い，その結果生じるさまざまな感情に取り組むのに必要な方法を学ぶことができます．

　過食や過剰な運動，嘔吐といった摂食障害のその他の行動もまた，強烈な感情を和らげたり，それから注意を逸らしたりするための手段になっているかもしれません．あるいは，あなたは常に身体的に「いっぱい」な感覚，すなわち，巨大な風船のようにパンパンに膨らんでいる感じがして，もうこれ以上，中に入れることができないと感じているのかもしれません，このことについてもう一度よく考えてみてください．あなたは抑え込まれて発散されることのない考えや感情でいっぱいなのではないですか？　おそらく，あなたは食べ物を制限することや排出行動，嘔吐によって，こうした「いっぱい」な感覚を和らげているのかもしれません．

　感情を同定し，それについて話し合うことは，多くの人にとって，また多くの家族にとって（摂食障害を患っていない人にとってさえ）難しいことです．実際のところ，感情について話すことがタブーのように思われる時もあります．このことは，あなたがどのように感じているかをこれまで誰も尋ねたことがなかったか，あなたが自分自身の感情に気づいたり同定したりすることに困難を抱えていることを意味しているのかもしれません．実例によって学ぶことが最良の方法である場合が多いです．第11章（p.132）では，家族は，適切に感情を把握する上で重要な能力である「情動知能」を高める方法について学ぶことができます．

F. 失われたつながり

　摂食障害のために，あなたの大切な人たちとのつながりは絶たれてしまったかもしれません．第10章（p.118）では，社会的なコミュニケーションについて重点的に書かれていて，そこでは，摂食障害がどのようにパートナーや友達，きょうだいとの関係に影響を与えうるかが述べられています．人間は社会的な動物であるため，孤立したり孤独であったりすると心がひどく蝕まれてしまいます．そして，そのストレスによって，あなたの心と身体はさらなるダメージを受ける可能性があります．本書の内容を理解し，そのスキルを用いることで，このような人間関係の断裂を修復することができます．これは社会とよりつながるための最初のステップです．

G. 食事と行動

　第12章（p.140）と第13章（p.180）では，食行動がもつさまざまな側面（拒食と過食）を取り上げ，第14章（p.188）では，その他の問題行動を取り扱っています．あなたは，食べ物に関して厳しいルールを定めていますか？　例えば，「働かざるもの食うべからず」や「食べ物は，分けて食べなければならない．タンパク質，炭水化物，野菜をいっしょに食べてはいけない」といったルールです．あなたのルールは，p. ●●に挙げられているルールのいくつかに当てはまっていませんか？　例えば運動や嘔吐，下剤の使用など，それらのルールは，食べた後にあなたが「安心」を得るために用いられているのかもしれません．あなたが摂食障害から自由になるためには，このような行動やルールからも自由になる必要があるのですが，それは回復を目指す上で，しばしば，最も恐ろしく最も難しいことの一つのように思われます．第12章では，あなたがそれらのルールから距離をとって離れるのを，家族がどのように支援することができるかを説明しています．例えば，プラス面とマイナス面を比較して話し合ったり（p.152），あなた自身のルールを言葉にして挙げてみたり（p.153），ABCアプローチ法を用いたり（p.156）することによって支援することができます．さらに，あなたが変わることや支援されることに抵抗があるとしても，どのようにすれば最も効果的に家族があなたの食事をサポートすることができるかについて，具体的な提案をしています．「ひとりではできない」という言葉は，食事の場面に特に当てはまります．第13章では，どのようにして食べ物に関する危険なパターンが脳内に形成されて，あなたが食べ物への強烈な渇望に襲われるようになるのかが説明されています．また，いったん異常をきたした食欲システムが，環境を変えることによってどのように改善するかについても述べられています．

　嘔吐，孤立，過食など，家族が対処に困るような行動があるかもしれません．また，清潔に関する儀式，調理に関する儀式，自分自身について絶えず否定的に考えるといった，あなた自身が手に負えないと感じたり，うんざりしたりするような行動もあるかもしれません．あなたはもしかすると，ある種の行動を変えることについては心の準備ができていたり，進んでそうするかも

しれませんが，最大の「安心」を与えてくれるような行動を変えることは気が進まないでしょう．第14章（p.188）で家族は，問題行動を手放す過程においてあなたを導きサポートする技術を学ぶことができます．

　私たちは，習慣を変えるために，APTの基礎を家族に教えています（「はじめに」（p.5）を参照）．

気づいてみよう

　最初に，気づくことが挙げられます．行動について，いつ，どのように，どんなことが起こったかをノートに記録し，この方法を進歩の経過を追うために用いることによって，その行動に注意を向け，内省するようにします．

計画してみよう

　二番目は，プランニングです．何を変えるべきか，どのようにそれをすべきか，誰がサポートしてくれそうかといったことを決める際に役に立つように，「if-then シナリオ」を準備する必要があります．起こりうるすべての問題を予測するために，視覚化（映画で用いるようなストーリー・ボードを使うこと）や有声化（話し合いをすること）を用いることが役に立ちます．健康的な習慣を身につけることができるような機会に備えておく必要があります．

行動してみよう

　最後は，やってみることです．その新しい行動をやってみて，そして，何度も何度も繰り返すのです．あなたはどのようなことを学びましたか？　その新しい行動を試すプロセスをじっくり検討してみることはできますか？　最低でも7回はやってみる必要があります．失敗はつきもので，**誰でも**時には失敗しますが，一方で失敗は宝だということを覚えておいて下さい．もしあなたの目標が難しすぎた（あるいは簡単すぎた）のであれば，別の目標を設定して，再びトライすることができます．

3. 患者さんの声

このようなアプローチを家族が行った場合，患者さんはどのように反応したでしょうか？

● 安心感

「両親は，以前より気が楽になり，いくぶん自由になったように私には感じられました．他の人たちも同じ問題に直面していて，同じように挑戦していることが分かって，ほっとしたのです．それからは，両親にとって，私に関するストレスが減りました」

● 孤立の解決

「両親は，何年間も私といっしょに摂食障害という罠にはまってしまったかのようでした．両親は私をひとりにしようとしなかったし，旅行に行くこともできなかったし，映画にも，どこにも出かけられませんでした．家族全員が，私の摂食障害を耐え抜こうとして，そのことに集中していました．あたかも，私たち皆が1つのシャボン玉の中に閉じ込められているかのようでした．この本を読むことで家族は，私のケアをすることに加えて，病気以外のことに目を向ける余裕がもてるようになったと思います．つまり，家族が，私と私の病気のために生活のすべてをささげる代わりに，自分自身のために時間を取って，以前楽しんでいたこと，自分らしく生きることができるようになったのです」

● 秘密の暴露

「母が摂食障害についてより多くのことを学び始めるまで，私は摂食障害のことを秘密にしていました．病気は個人的なことであり，私だけのものでした．私はごまかしていましたし，しかもごまかすのが上手かったのです．でも，母は摂食障害について知識を得たので，私の病気は暴かれました．彼女は本でさまざまなトリックについて読み，私のごまかし方を知ったのです．病気は個人的なものではなくなりました．バリアは崩れました．はじめはとても腹が立ちましたが，後から振り返ってみると，それは回復への道を歩み出す唯一の方法だったのです」

● 理解

「人間の頭の中は本当に複雑で，他人には理解できないものです．恐怖心や罪悪感，自己嫌悪といった気持ちは，他人にはわかってもらえません．彼らには想像もつかないことな

のです．私の両親は，私の病気に隠されている感情に気づいていませんでした．彼らにとっては，最初は単なる食事の問題だったので，私にもっと食べさせて，私をできる限り押さえつけようとしました．この本を読んで，両親は，それだけの問題ではないということに気づき始めたのです．つまり，敏感さや抑えられた感情，パーソナリティの特徴，自己評価，社会的交流についての解釈の仕方，といったことが問題なのだと気づくようになりました．彼らの私への対応はすっかり変わりました」

● **決断するのは誰？**

「私の生活を変えるには，私自身がそうしたいと思わなければならないのだということに，母は気づいたのだと思います．母は私に今までよりも多くの決断をゆだね，責任を与えました．母の信頼を悪用しないようにすることは時には難しいことでしたが，そうした時は，罪の意識や後ろめたさを感じて耐え難かったです．もし母がいろいろと口をはさんでいたとしたら，私はきっと何年間も同じ状況から抜け出せなかったでしょう」

● **現実の検討**

「この段階までに，私は変わろうと決心しました．この病気のプラス面とマイナス面について両親と何度も話し合いました．それらについては，すべてよく分かっていました．いら立たしいことは，食べ物が絡んでくると，いつも視野が狭くなってしまうことでした．将来の計画や希望に目を向けることができなくなって，目の前のお皿の上にあるものしか見えなくなったのです．両親は，食事をするときに，「現実の世界」や「広い視野」を思い出させてくれました．そのおかげで，何とか乗り切ることができました」

行動してみよう

- あなたが勇気をもってこの本を読むことができるなら，摂食障害の向こうであなたを待っている，摂食障害のないより良い人生に向けて，最初の一歩を踏み出したことになるでしょう．
- あなたは新しい視点を身につけることができ，客観的にものごとを見ることができるようになるでしょう．
- あなた自身や他の人の考え方，感情，感覚，記憶，感じ方を俯瞰的に眺められるようになることは，しっかりした良識を獲得するための大きな変化です．

振り返ってみよう

1. **「それができるのはあなたひとり．でも，ひとりではできない」**．本書で，ケアにあたる家族と知識を共有することにより，私たちは，この病気によって混乱している家族の気持ちを落ち着かせ，病気によりうまく対処することができるように支援しようとしています．

2. 秘密をもつことはためになりません．率直さと人を敬う気持ちは，回復のための大切な要素です．この本は，摂食障害に関する不明瞭な点を明らかにしています．

3. **「失敗は宝」**．失敗は私たちに多くのことを教えてくれます．そして，何が悪かったのか，物事を変えて次にうまくやるためにはどうすればよいか，ということを考えさせてくれます．

第2章
病気の共通理解を深める
―摂食障害の基本的事実―

どのような病気についても，よくある質問は以下の5つです．

1. どのような症状か？
2. 原因は何か？
3. 回復するまで，どれくらい時間がかかるか？
4. 患者や家族に対してどのような影響があるか？
5. 病気はどれほど管理可能で，どれほど治療可能なのか？

1. これは摂食障害なのでしょうか？

　非常に多くの人がダイエットをしていますが，それが単なる一過性の状態ではないということをどのようにして知ることができるでしょうか？　摂食障害の最初の兆候は捉えにくいものであり，患者さん自身によって，しばしば細心の注意を払って隠蔽されます．さまざまな行動は何年にもわたり起こってくるものです．そして，それらはしばしば「正常な」成長であると間違って解釈されたり，趣味や興味，関心事の変化だと認識されます．患者さんが「典型的な」痩せ衰えた外見を呈している場合は，それがただちに警報ベルを鳴らすことになるため，即座に診断がなされます．しかし，体重が「正常」である場合は，摂食障害であることを見抜くには，身体的な特徴を越えて，よりじっくりと見極めることが必要になります．

　表2-1には，ダイエットを越えたより深刻な何かが起こっているという事実を，あなたに知らせてくれる指針が記されています．摂食障害を患っている人は，**表2-1**に示されている兆候のいくつかをもっているでしょう．

表 2-1　通常のダイエットと摂食障害の症状を見分ける

- ダイエットをしていることを否定する：ダイエットをしている人はいつもそのことを話します
- 食べ物に関するルールを変える：例えば，菜食主義者になる
- 空腹や食べたいという気持ちを否定する
- 体重が減っていることを隠そうとする：例えば，ぶかぶかの服を着る
- 食についての関心が高まる：他の人のために料理を作る，料理の本を徹底的に調べる，スーパーマーケットの棚をじっと眺める，カロリーを計算する
- 他の人よりも食べる量を少なくしなければならない，あるいは非常に少ない量しか食べてはいけないと主張する
- ゆっくりと，少しずつ食べる
- 他の人といっしょに食べることを避ける：例えば「もう食べ終わったわ」，「よそで食べた」と言い訳をする
- 行動がより強迫的で儀式的になる：例えば，掃除をする，整理する，整頓する，洗浄する，など
- 食事について硬直したルールを作る：特定の食べ物だけを食べる，特定の銘柄のものだけを食べる，特定の時間にだけ食べる
- 社会的に孤立し，気分が落ち込む
- 食事中や食後に頻回にトイレに行く：家中に吐物や消臭スプレーの強い臭いがする
- 自分自身を批判する：外見や全般的な成果，パーソナリティ，社会的な能力に対して不満を抱いている．「私はクズだ」，「私はとても嫌なヤツだ」，「私はバカだ」，「私は怠けものだ」，「私はとても変わっている」，「私はまったく役立たずだ」といったような自分自身を卑下することを言う
- 決まった日課として，新しく運動を始めたり，運動を増やしたりする：それは厳格で，柔軟性に欠けており，過酷なものである
- 食行動や運動のことを突きつけられるとイライラしたり，怒ったりする

2.　摂食障害に関するよくある誤解

　摂食障害に関する一般的な情報は，ほとんどの患者さんに当てはまるものですが，それぞれのケースに特有の状況もみられます．病気について間違った思い込みをもてば，それは役に立たない介入方法へとつながります．それによって今度は，患者さんだけでなく，家族や友人までもが苦しむことになるのです．

　摂食障害についてよくみられる間違った思い込みについて，以下にいくつか例を挙げてみます．あなたも自分自身の考えをもっているでしょうが，病気に対処する際には，その考えが役に立つことも，役に立たないこともあるかもしれません．

- 「娘や息子が摂食障害を患ったのは，家族（とくに母親）の責任だ」
- 「摂食障害の患者は，病気であることを自ら選んでいるのだ．彼女たちは，病気でいたい／死にたい／成長したくないのだ」
- 「摂食障害の患者は，親や一緒に住んでいる人たちを懲らしめようとしている」
- 「摂食障害の患者を抱えている家族は治療を受ける必要がある」

- 「摂食障害は，虚栄心やファッション・モデルになりたいという願望と全面的に関係している」
- 「摂食障害は，ティーンエイジャーが周囲の気を引くためにとる行動や反抗の別の現れ方に過ぎない」
- 「摂食障害は，成長すれば自然と消失する，一時的な現象にすぎない」
- 「入院治療を一定期間受ければ，患者は完全に治る」
- 「患者を満足させたり，機嫌をとるために，できることは何でもしなければならない」
- 「病院の治療スタッフは，必ず患者を治すことができる」
- 「摂食障害は，単に食事の問題にすぎない」
- 「摂食障害の患者は，何を食べるべきか分かっている．単に食べないことを選んでいるだけだ」
- 「摂食障害は極端なダイエットにすぎない」
- 「いったん摂食障害になると，決して回復することはない」
- 「いったん健康な体重に達したら，その患者は治癒している」

　家族やその他の人がこのような考えをもっていると，罪悪感や後悔，怒り，失望，非難といった否定的な感情が蔓延し，それによってストレスや緊張が増すことになります．この分野について数多くの科学的な研究が行われきたのですが，これまでのところ，摂食障害の原因はまだ部分的にしか解明されていません．多くの書物に，摂食障害に関する間違った考えが記されていますが，それらは役に立たず，有害となりえます．

　摂食障害は，単に食事や食べ物に関する問題ではないということが分かっています．アイデンティティや感情，信念，価値観と関係したより深い問題があるのです．治療には時間がかかりますが，正常な発達の過程の中で回復する部分もあります．回復への旅はしばしば長く困難を伴うものですが，摂食障害を克服することは達成可能なことなのです．

3. これまでにわかっている事実

　理想的な状況では，すべての人，つまり，患者や家族，ヘルスケアの専門家は，研究によるエビデンスに基づいた情報を用いて，摂食障害について同じ理解をもちながら取り組むでしょう．協働した取り組みと良いチームワークを可能にするために，重要な知識や信念，考え方が，最善の形で共有されます．摂食障害については多くの相反する情報が存在しているため，実際にこのようなことを成し遂げるのは必ずしも容易なことではありません．これらの異なった見方やエビデンスは，一つの重要な本質を支持しています．それは，**摂食障害には一つだけの明らかな原因といったようなものはなさそうだ**，ということです．私たちは，この後に記す情報が，信頼できる基本的な理解を提供することを期待しています．これらは，質の高い，広く受け入れられた研

究所見に基づいています.

4. どのような要因が摂食障害の発症と関係しているのでしょうか?

A. 生物学的な要因

　最近の研究は,摂食障害の基底にあるメカニズムの多くは意識的あるいは意図的にコントロールできるものではない,ということを示唆しています.それはコントロールできるようなものではなく,脳が情報,感情,行動を処理する様式を含む生物学的システムのネットワークが,この病気に関与しているのです.これらの要因のいくつかは生得的であり,遺伝子と関係していますが,他の要因は環境や養育法によって生じています.しかし,遺伝子と行動がどのように結びついているかは,現在でもよく分かっていません.

重要な研究所見[1]

- 遺伝的要因は,摂食障害の発症リスクの 50 パーセント以上を占めています.
- 必ずというわけではありませんが,摂食障害は思春期かその前後に起こることが多いです.思春期は脳が複雑な成熟や発達を遂げる時期です.この時期に病気が起こると,飢餓と学習された行動がこの発達過程を妨げるので,脳の神経回路自体に病気を維持する悪循環の罠が形成されてしまい,回復することがよりいっそう困難になります.
- 摂食障害を抱えている人は,脳内に化学的不均衡が存在することが見いだされました.セロトニンとドーパミン(両者は脳内の信号を伝える主要な化学物質であり,気分と食欲に関与しています)の受容体が,病気の急性期と回復後の両方において減少していたのです.
- 脳スキャンを用いた研究によって,摂食障害を抱えている人が食べ物に関連した刺激を提示された時には,彼女たちの脳は独特な様式で反応することが明らかになりました.さらに具体的に言うと,意思決定と感情制御に関係している前頭葉の一部も活性化されます.このことは,食べ物がもつ**意味**や食べ物に対する**反応**が,刺激の制御やプランニングと絡み合っていることを示唆しています.

B. 感情的・認知的要因

　摂食障害では,感情と思考の特性が関連しているように思われます.これらの特性は生得的なものかもしれませんし,この病気の一部として生じるのかもしれません.

重要な研究所見

- 摂食障害を抱える人は，他の人よりも脅威に対してより敏感な傾向があります．例えば彼女たちは，学校の新年度の始まりや友達といっしょに泊まることを，他の人よりも恐ろしいことだと感じる傾向があります．

- 摂食障害を抱える人は気を使いすぎるところがあり，他人を満足させようと懸命に努力しますし，非常に高い基準でもって物事を行おうとします．

- 彼女たちはまた，対人的な困難に陥るかもしれません．これには，仲の良い友達のグループから突然仲間はずれにされることも含まれます．

- 高度の集中力を伴った，細部へ注意を向ける思考スタイルは，発病のリスクを高めます．細部に集中することができることは，大きな利点になりえます．しかし，柔軟性を欠き，細部への集中が全体像を見失うほど強烈な場合は，このような思考スタイルは問題となります．

- 例えば，エディは食べ物と食事に集中していて，自分自身の健康を含めたそれ以外のこと（例：学校，仕事，友達，社会的活動など）をまったく考えていません．

- エディはまた，無意識的な習慣を発現させる素因をもっているのかもしれません．それは何かを学ぶ際には素晴らしいものとなりえます．しかし，このような無意識的な習慣が健康的なものでない場合は，身体にとって非常に破壊的なものとなりえます．

　次の**図 2-1，2** と**表 2-2** は，飢餓と異常な食習慣の脳に対する二次的な影響の結果として，どのように摂食障害の症状が続いていくかを説明しています．このようにして，変えるのが難しい，固定した集中的な習慣ができあがってしまうのです．

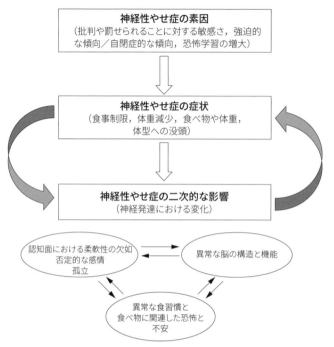

図 2-1　神経性やせ症の素因から病気を維持させている二次的な影響にいたるまでの病気の進行プロセス

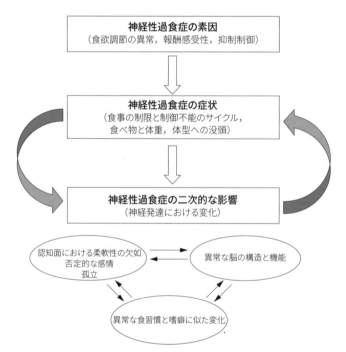

図 2-2　神経性過食症の素因から病気を維持させる二次的な影響にいたるまでの病気の進行プロセス

表 2-2　このような事実から何を学ぶことができるでしょうか？

- このような事実は，摂食障害は患者の自分勝手で頑固な性格が原因だという誤解に対する反証となる．
- 摂食障害を抱える人はハンガー・ストライキをしている訳ではない．誰かに対して何かをしようとしている訳ではない．むしろ，症状は深刻なストレスや苦痛のサインであり，脳に機能的障害が残る．
- 脳は適応的で可塑的な器官である．すなわち，脳は成長し，環境事象に反応する．ストレスや飢餓状態は，このプロセスを阻害する．
- 異常な量の食べ物と栄養の摂取や，混乱した食事のパターン（非常に少ない量の食事をとる，非常に多い量の食事をとる，あるいは食後に食べたものをすべて排出する）が長く続けば続くほど，脳は高度なストレスや嗜癖的な状態にますます順応するようになる．
- 飢餓や異常な食行動が長く続けば続くほど，脳は未発達のままになるため，回復がますます困難になる．
- 回復を促すために，摂食障害を患う人は，異なった行動を学ぶ必要があり，もって生まれた性質と正反対のことをする必要すらある．このプロセスは，新たな脳の回路を形成し，強化するのに役立つ．

5.　摂食障害はどのように治療されるのでしょうか？

　これまでのところ，摂食障害において単一の治療法を支持するようなエビデンスはほとんどないのですが，いくつかの精神療法，つまり対話による治療が最も成果をあげており，好ましいものであるということが分かっています．このような治療は，身体の状態を注意深くモニターしながら行う必要があります．場合によっては，精神療法と身体状態のモニタリングによって，外来治療で十分な効果が得られるでしょう．摂食障害の専門病棟に入院して，栄養摂取のサポートを受ける必要がある場合もあります．入院治療は通常，体重を増やすという点で短期的に効果があります．しかし，病気の根底にある感情の問題に取り組むという，その人にとっての土台となる作業がなされていなければ，再発する確率は高くなります．

- 摂食障害，例えば神経性やせ症を患っている多くの人にとって，治療の初期段階は，健康的な栄養状態を取り戻すことになります．これは特に重要なことです．なぜなら，飢餓状態は脳の発達を妨げるので，長期にわたって栄養不良が続けば，患者さんは身動きが取れない状態になってしまう恐れがあるからです．

- 骨の成長障害や生殖機能の障害といったような，飢餓による医学的な影響のうちいくつかは，体重が増えると改善します．同様に，下剤の過度の使用や嘔吐の結果生じた電解質異常も，病気が良くなるにつれ改善します．脳の食欲コントロール・システムが主たる問題なので，それを治療のターゲットにする必要があります（詳細は第 12 章〈p.140〉を参照）．

- いったん体重が増えれば，次のターゲットは体重の維持です．誰かにしっかり管理してもらわなくても，患者さんは体重を維持することができるでしょうか？　例えば，次の外来診察の予約日までに，あるいは，入院治療中に週末の外泊をした時に，体重はどうなるでしょうか？

　摂食障害を抱える人が，自分自身のことや自分の強み，弱さを知るように時間をかけて努力することも重要なことです．その結果，彼女たちは，自分が活躍できる環境を作り上げたり，見つ

けたりすることができます．例えば，もしあなたが秩序や計画すること，順序通りに問題を解決することが好きな人であれば，病院の救急救命センターやさまざまな人たちとの交流が多い職場では活躍しにくいでしょう．秩序や計画することをとても大切にする人には，研究所や図書館での仕事を勧めてください．そうすれば，独創的な仕事ができるかもしれません．

　摂食障害から回復した人は，しばしば，自分は人生の落ちこぼれだと感じます．彼女たちは，病気が自分たちの世界や思考を押しつぶし，制限したために，何年もの間，感情面での成熟や人生においてさまざまなことを経験する機会を逃してしまったのです．しかし，取り戻すことは可能ですし，治療プログラムは，しばしば皆が当たり前のことだと思っている日常的な体験を含んでいます．それは，例えば，映画を観に行く，日帰り旅行で海辺に行く，自分自身のために贅沢な時間を過ごす，といったことです．

6. なぜ摂食障害の治療は難しいのでしょうか？

　人々が摂食障害によって身動きが取れなくなる理由の一つは，飢餓の結果として起こる脳のダメージによって，変わることがより難しくなるからです．脳は，より無意識的なあらゆる他の生命活動とあわせて，考えたり学んだりするために盛んにカロリーを使います．脳の活動を支えるために，平均して一日当たり500キロカロリーが必要とされます．考えたり物事を上手く解決するのに不可欠なこのカロリーがないと，新しい学習はより困難になります．飢餓に対する脳の反応として，ほとんど生命の躍動のない，極端なストレス状態が生み出されます．

- 摂食障害によって，脳機能が多くの点で障害されるだけでなく，脳の大きさ自体も縮小します．より大きなネットワークを使う，脳機能の最も高度ないくつかの側面が，最もひどく障害されます．これらは，社会的な機能と感情の制御に関係した脳の領域を含んでいます（このことについては，第10章〈p.118〉により詳しい解説があります）．このように，**社会的・感情的な機能**が弱められ，そして，**柔軟性**と**より大きな視点から物事を見る能力**が損なわれます．

- 脳のダメージという点から重要なのは，単に飢餓の程度だけでなく，何をどのように食べたかということです．絶食と過食のパターンが存在すると，神経の適応的な変化が生じます．非常に口当たりの良い，糖と脂肪をたくさん含む食べ物（過食の際にこのような物を食べることはよくあることです）で過食が行われた場合は，特にそうです．

- 良くない習慣とパターンが新しく形成されるのを防ぐことは非常に重要なことです．いったん形成されると，それを打破することはとても難しいのです．さまざまな栄養を含んだ食べ物を摂取する規則的な食事パターンを確実に構築することが，このサイクルを防ぐのに役立つでしょう．過食や食べすぎについては，第13章でさらに詳しく説明します．

- さらに，過食は脳内に嗜癖に似た変化を生じさせます．この種の食べ物に対する渇望は増大し，欲求を駆り立ててこのプロセスに影響を及ぼす，衝動的で自動的なシグナルも増加します．

このような二次的な神経の適応的変化は固定してしまい，変わってしまった食事のパターンが刻み込まれ，その人を孤立させます．

これらの要因が一緒になって，病気のスパイラルを引き起こします．飢餓は脳の障害を生じさせ，その障害は，今度は不安と緊張を引き起こします．問題のある食行動は短期的には不安を減少させるように見えますが，長期的には脳の障害を引き起こします．そうして病気のスパイラルが続くのです．このようにして，飢餓状態が数年続くと，克服しなければならないより多くの問題が生じるのです．

摂食障害の経過においては，できるだけ早く低栄養状態（それが，拒食によるものや過食と排出行動によるもの，あるいはその両方によるものであろうと）を是正することによって，この病気のスパイラルを遮断することができます．

7. 回復するまでどれくらいかかるのでしょうか？

摂食障害の経過はさまざまです．専門施設の調査によると，摂食障害の罹病期間の平均は 6 ～ 12 年です．したがって，もし思春期に摂食障害を発症すると，ほとんどの人は若年成人になっても病気を抱え続けていることになります．しかし，中には 1 年以内で回復する人もいれば，長期にわたって深刻な経過をたどる人もいます．この病気の経過は，しばしば長い時間をかけてより複雑なものになりますが，どれほど長く患っていたとしても，回復は可能です．

8. 予後について

摂食障害の経過は人によってさまざまであり，予後についても同じことが言えます．次のポイントを覚えておくと，役に立ちます．
- 若年ケースや罹病期間の短いケースは，予後が良いです．
- 発症から 3 年以内の早期に効果的な治療を行えば，90％のケースで良好な結果が得られます．
- 治療におけるいくつかの試みにこの病気が反応しない場合は，非常に硬直した思考と行動を打破し克服するのはより困難です．それでもなお，この病気から抜け出し，単なる回復だけでなく，「心的外傷後成長」と呼ばれている状態を達成することは常に可能です．そうすれば，この病気からの回復に必要とされるより深い自己認識とスキルによって，その人は非常に有意義な人生を送ることができます．
- 入院によって体重が正常なレベルにまで回復したとしても，それだけで予後が良いとは限りません．食べ物や体重の問題が，感情や思考パターン，支援してくれている人たちとの関係と関連していることを理解し，検討することが，効果的な治療のために不可欠です．

1. 摂食障害に関する誤った考えは，役に立たず，有害です．それは，あなたや他の家族，エディに向けた態度と行動に反映されており，家庭内のストレスを強めることになります．
2. 摂食障害を患うことは，意識的なものではなく，**意図的なものでもありません**．
3. 摂食障害の原因ははっきりとは分かっていませんが，その結果は明らかです．医療の専門家と家族は，患者さんが非常に痩せこけた，調節不全の状態に留まる期間を短くするように働きかけ，感情，認知，社会性の面で成熟できるようにコーチすることで，結果を変えることができます．

行動してみよう

　NICE ガイドラインや Beat，摂食障害協会といったような信頼できる情報源から情報を得ることで，摂食障害に関するあなた自身の誤解や信念を払いのけるようにしてください．エディのケアに関わっている家族や友人と，その情報を共有するようにしてください．すべての人が同じ理解をもちながら，この病気に取り組むことができるように努めてください．

＊**1**：私たちは，研究に関する文献を掲載しませんでした．なぜなら，この分野の研究は非常に早いスピードで変化しているので，文献はすぐに古くなってしまうからです．主要な文献はオープン・アクセス化される流れがあるので，興味のあるものを，Google Scholar などで検索しても良いでしょう．

▌ **参考図書**

1) Schmidt U, Alexander J, Treasure J: Getting Better Bite by Bite. Second Edition. Routledge, 2015.

2) Treasure J, Alexander J: Anorexia Nervosa: A recovery guide for sufferers, families and friends. Second Edition. Routledge, 2013.

第3章

病気がもたらす結果
－医学的リスクを理解する－

1. 観察の重要性

　摂食障害の患者さんと一緒に暮らしている人のほとんどは，医学的リスク，低栄養状態のもたらす長期的，短期的な影響についてとても不安を抱いています．すでに強調したように，具体的な目に見える心配事があるのであれば，医療の専門家に相談することが役に立ちます．また，どれくらいの頻度でそのような心配事を目にしたのか，いつそれが起こったのかといったことも含めて，関係することは何であれ手早くメモしておくことも役に立ちます（後で振り返ることもできるので，どれくらい良くなっているか分かるでしょう）．

　あなたの大切な人が直面している医学的リスクについて注意を払いながら，医学的に重要かどうか分からないことでパニックに陥らないようバランスをとることは，とても難しいことです．この章では，どういった点に注意すべきなのか，それは何を意味しているのか，いつ助けを求めるべきなのか，といったことについて，経験豊富な専門家と話し合うべき基本的な情報を提供しています．

2. ボディ・マス・インデックス

　摂食障害の患者さんに限らず，あらゆる患者さんの体重測定の際に，ヘルスケアの専門家は体格指数（Body Mass Index：BMI）を用います．

> 質問：BMIはどのように算出されるのですか？
> BMIは体格測定の一つの方法で，体重（kg）÷ [身長（m）]^2 の計算式によって算出されます．インターネット上でBMIを計算することができます．

　BMIは，ヘルスケアの専門家がおおよその医学的リスクを判断する際に用いる一つの方法です．

世界保健機構（World Health Organisation）は，成人の神経性やせ症の患者さんの低体重の基準は BMI が 18.5 未満であり，BMI が 16.0 未満の場合を「危険な低体重」あるいは「重篤な痩せ」とすることを提案しています．学齢期と思春期の子供については，成長を考慮する必要があるので，少し複雑になります．

BMI をきちんと測定すること以外では，医学的リスクにかかわるその他の要因には次のようなものがあります．

- 体重の減少率
- 下剤の使用や嘔吐のような行為の有無
- 糖尿病などの身体合併症の既往歴の有無

3. 定期的な体重測定

神経性やせ症の治療において重要なことは，最低限のリスク評価法としての体重測定を行うことによって，医学的リスクを定期的にモニターすることです．この病気では，体重測定の前に，重りや電池を（例えばポケットの中に入れておくなどして）忍ばせたり大量の水を飲んだりといった不適切な方法を用いて，自分の体重を実際より重くみせようとする患者さんがいるということを専門家も家族も知っておくべきです．神経性やせ症であることを是としているようなインターネット上のサイトには，このようなトリックに関する詳細な情報が掲載されていて，摂食障害の患者さん同士で情報交換をしていることもあります．そういったわけで，体重や BMI だけではリスクを評価するには十分ではなく，もっと複雑な方法で身体機能をチェックする必要があります．リスクを評価し健康状態をモニターするのに重要な方法としては，他に次のようなものがあります．

- 脈拍数
- 血圧
- 体温
- 筋力
- 体重の減少率
- 必須栄養素の欠乏をチェックするための血液検査

この評価は，定期的に体重を測定することができる医療の専門家が行う必要があります．かかりつけの医院において，医師や看護師が体重のモニタリングを行うことができます．

前述のすべての検査結果とそれが身体の健康にどのような意味をもつかということを，患者さんと話し合うべきです．もし，これらの検査結果が高リスクであることを示していれば，健康状態を改善するためにどのような対策を取るべきかを考える必要があります．そのような対策を本当にとることができるのは患者さんだけなのです．

かかりつけの医師や看護師は，エディの体重の変化を定期的に記録してくれるでしょう．自分

自身の安心と心の安定のために，あなたは自分の手でエディの体重を日誌に記録する必要があるかもしれません．そうすることは，エディからポジティブな反応を引き出すかもしれませんし，その反対にネガティブな反応を引き出すこともあるでしょう．どのような反応になるかは，患者さんにもよりますし，その時点で，患者さんが自分の病気についてどのような態度をとっているか，どのように考えているかにもよります．患者さんの中には，毎週の体重の値を秘密にしておこうとする人がいます．それは，体重の数値によって病気に勝ったとか負けたなどと思われたくないし，そのようなことに憤りを感じているからです．一方で，オープンな態度を取り，体重を図に記して表示することによって，進歩を正しく評価できる人がいます．また，体重をモニターするために家庭用体重計が役に立つと考えている家族と患者さんがいます．しかし，エディが強迫的に体重を気にする場合は，家の中に体重計があることは役に立たず，ストレスを引き起こし，進歩の妨げになることがあります．ですから，**あなたとエディにとって**適切な体重測定のやり方を考え出す必要があります．

行動してみよう

　次のような症状があれば，かかりつけの医師に連絡をとって報告してください（電話よりもメモや手紙の方がよいでしょう．そうすれば，参考のために，他のメモといっしょに保管しておくことができます）．次のような症状に気づいたなら，患者さんは医師の診察を受ける必要があります．

- エディはいつもひどく寒がりで，他の人が非常に暑いと感じているようなときでも，絶えず暖房を使ったり，服を何枚も重ね着したりしている．
- 手や足が紫色になり冷たい．これは血行が悪いサインです．
- エディは，急に立ち上がると，めまいがしたり失神したりする．朝は目の周りがむくんでいて，午後になると足首がむくんでいる．これらはすべて，電解質と水分のバランスが崩れていることを示しています．
- エディは，階段を上ることや，髪を梳かすこと，両腕を一定の時間挙げたままにしておくことが難しい．これは病気のために筋力が衰えているからです．

　もしも，エディが以下のような状態なら，かかりつけの医師に電話して，急いで助けを求めてください．

- 横になった状態でも息切れする．
- 脈がとても速くなっている．
- けいれん発作を起こしている．
- うとうとした状態になっている，あるいは筋力が低下している[*1]．
- ピンや針でつま先をちくちく刺されているように感じる[*1]．

● 手がねじれて，けいれんしている[*1].

次のような場合はとくに危険なので注意してください.

● いつもと違って，食事が遅れたり，食事を抜いたりしたとき（例えば，長時間の旅行）.

● 過度の運動をした後.

● 食事摂取を再開したとき.少量の普通食をゆっくりしたペースで，一日を通して一定の間隔で，ビタミン剤や電解質補給剤と一緒に摂るべきです.体重が非常に低い場合は，再栄養の計画について医師と話し合う必要があります.

　これらは一般的なガイドラインです.**あなたが直観で危険だと感じることも重要になります.** 後で相談できるように，あなたの心配事を何でも書き留めておいてください.

4. 重要な変化 ―エディと話し合う―

　医学的リスクについて患者さんと話し合う際には，ポジティブなコミュニケーションと自己主張のスキル（第8章〈p.81〉参照）が求められます.それは次のようなことです.

● あなたの心配を言葉にして表わす.

● あなたがどのような行動をとったかをはっきりと話す.

● 手助けをしたいと申し出る.

　会話は以下のようになるでしょう.

「私はあなたを愛しているし，大事に思っているわ.でも，あなたの健康について，いくつか心配なことがあるの.まず，あなたはとても寒がりになっているわ.いつも暖房をつけていて，あなたの部屋はまるでかまどのようだわ.それと，重いドアがなかなか開けられないわね.病院で検査を受けてほしいの.そうしてくれれば私も安心できるわ.かかりつけの病院の予約をとってもいいかしら？　もし，私も行った方がよければ，喜んで一緒に行くわよ」

　エディは，病院を予約するというあなたの求めに対して，肯定的に反応するかもしれませんし，そうでないかもしれません.また，あなたを説得して，予約を遅らせようとしたり，あなたの心配を最小限に抑えようとするかもしれません.もし重大なリスクのサインがあるなら，あな

[*1]：これは電解質のバランスが著しく崩れていること示しています.

たの直観に従うようにしてください．エディの身体の健康が最優先されるべきです！

　穏やかに思いやりを込めて，あなたの心配を伝えることが大切です．

5.　メンタルヘルス法[*2]

　メンタルヘルス法は，自分の健康が危険にさらされていることを理解できない患者さんを守るための法律です．この法律によって，患者さんは自分の意志に反して入院させられることがあります．専門の病院で入院治療を受ける必要があると，患者さんを優しく説得してください．「心の準備度スケール」（第 7 章〈p.68〉参照）を用いるなど，本書で提案されていることを試みることが効果的でしょう．しかし，問題に直面することで，エディはさらに強固に抵抗するかもしれません．

　非常に差し迫った状況では，優しく説得を試みた後で，エディの医学的リスクが高く生命が危険にさらされているようであれば，メンタルヘルス法を用いて本人の意志に反してでも入院させる必要があるかもしれません．

6.　維持要因としての飢餓

　私たちは，神経性やせ症による低栄養状態がいかに急速に患者さんの生命を危険に陥れるかについて，その要点を説明しました．また，第 2 章では，どのように飢餓状態が脳機能を阻害しうるかということ，そして，その結果として病気からの回復がますます困難になる可能性があることを述べました．

　とくに思春期は脳機能の重要な変化が起こる時期です．健康な脳に起こる発達的変化は，次のような能力を含んでいます．

- 抽象的，内省的に考える
- 目新しいものや分かりやすい報酬（例：セックスや薬，ロックンロール）に衝動的に反応するといったような，脳機能の自動的な側面をモニターし，それに歯止めをかける
- 感情（ポジティブな感情とネガティブな感情の両方）を理解して調節するといった，情動知能を発達させる

　この時期に低栄養状態に陥ると，これらのプロセスが妨げられて，脳は未成熟な状態のままになってしまいます．低栄養状態が長く続くと，脳機能の発達が制限され，摂食障害からの回復が難しくなります．思春期以後に摂食障害を発症した人にも同じような問題が起こるかもしれませ

[*2]　訳者注：英国の精神医療に関する法律．日本には精神保健福祉法があるが，内容は異なっているため注意が必要．

ん．このようなケースにおいてさえ，思考と感情をモニターし調節する能力が障害されていることに気づくでしょう．このことは，この病気のできるだけ早い時期に，持続的なやり方で栄養状態を十分に回復させることの重要性を強調しています．

気づいてみよう

- あなたがエディの症状について心配しているなら，その例を書き留めてください．いつそれが起こりましたか？　どれくらいの時間続きましたか？　どれくらい頻繁に起こりましたか？
- 手紙，あるいは緊急の場合は電話で，かかりつけの医師に報告して，詳細を伝えてください．
- 定期的に体重をモニターする方法を確立してください．
  - ・エディと話し合う．
  - ・できれば，あなたの愛情と手助けしたいという希望をはっきりと明言する．
  - ・あなたの心配を言葉にして表わす．
  - ・あなたの行動について説明する．
  - ・手助けをしたいと申し出る．

振り返ってみよう

1. 医学的なリスクに注意してください．そして，必要であれば，リスクに対処するために助けを求めてください．
2. 低栄養状態が長く続くと，脳機能は損なわれ，その回復が妨げられます．
3. 感情をコントロールする能力や抽象的な思考力，社会性は，低栄養状態が長く続くことによってマイナスの影響を受け，回復への障壁となります．

第**4**章
家族のための摂食障害 こころのケア －その第一歩－

　摂食障害でみられる行動は極端で執拗なものですから，これをはじめて目の当たりにした時，あなたは混乱し，恐怖心すら抱いたことでしょう．家族の体重がひどく減ってしまった時，癌にでもなったのではないかと心配したのではありませんか？　嘔吐の繰り返しや過食による苦痛も，同じようにあなたを動揺させているかもしれません．症状の多くの側面はまだ隠されたままです．エディは食生活の乱れをとても上手に隠すので，実際に何が起こっているのかはまだわからないかもしれませんが，直感的に何か大変なことが起こっていて，しかも，今後長期間続きそうだということはわかるでしょう．その問題が摂食障害であると気づくことはあなたにとって辛いことでしょうし，かかりつけ医にとってもそれは同様でしょう．いったい何から手をつければ良いのでしょうか？　これから述べることが，そのための手助けになるでしょう．

1. 話を切り出してみよう ―最初に考えること―

気づいてみよう

　第2章では，摂食障害に気づくことがいかに難しいかを説明しました．摂食障害かもしれないと思ったら，次のステップは，エディ自身に「何か問題がある」と認めてもらえるように促すことです．序文にあるAPTのステップ（気づく，計画する，やってみる）を思い出してください．いくつかの摂食障害の兆候について，あなたの知識や意識を高めるのに，第2章の**表2-1**（p.22）が役立つでしょう．

　摂食障害を患う人を援助することは決して容易ではありません．患者さんによっては，わずかな量の食事しか摂らないことに固執している人もいます．また，このような食習慣が過食衝動によって絶たれてしまう人もいます．このような場合，自分自身の「甘え」に対して過剰な運動，

嘔吐，下剤乱用といった極端な代償行動をとらずにはいられなくなります．長期間にわたって食事制限を行ったり，単調な低カロリーの食事を続けている人では，「依存症」のような状態がゆっくりと進んでいることもあります．つまり，嗜好食品をたった一口食べただけで，とたんに食べることが止まらなくなるのです．強迫行為，例えば過剰な運動や風変わりな儀式行動などが出現することもあります．よく観察してみると，摂食障害は（神経性過食症，神経性やせ症のいずれの場合も），エディの QOL（クオリティ・オブ・ライフ）に影響を及ぼすばかりではなく，ケアにあたる家族の生活にも影響を及ぼすものであるということにあなたは気づくでしょう．

　観察することは苦痛なことですが，心配しても無視されるので，あなた自身のエディに対する関心をうまく高めていくことは不可能だと思ってはいませんか？　摂食障害の中核となる臨床的な兆候の一つは，患者さんが摂食障害であることに，幸福感，能力があるという感覚，コントロール感，特別な存在である感覚など，何らかのメリットを見いだしているということです．エディに食事に関する話題を切り出そうとした時に，彼女が怒ったり，屈辱を感じると，あなたは困惑したり，無力感に襲われたりするかもしれません．この後のセクションは，エディとの会話の準備に役立つでしょう．

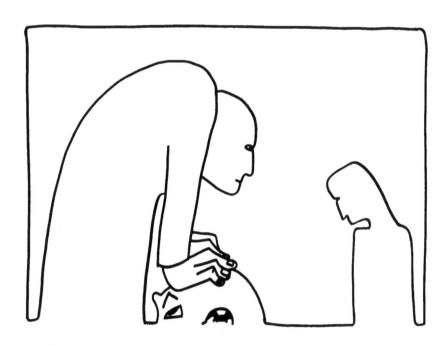

図 4-1
病気に話しかけるのではなく，エディその人に話しかけるようにして，
いじめっ子の摂食障害を押しつぶしてみてください．

先の章に目を向けてみましょう

● 第7章：「変わる」ということはどういうことなのかを理解し，マイナスの結果をもたらすような行動をエディがやめるために，家族に何ができるのかについて，詳しく述べています．

● 第9章：食事は生活の中心をなすものなので，家族間でも治療の場面においても，エディとの関係は緊張するでしょう．この章では，エディに対する家族の反応のさまざまなタイプや，エディとの緊張した人間関係について取り上げています．

● 第10章：社会的なつながりや人間関係が，摂食障害によってどのように損なわれるかについて述べています．

2. 話を切り出してみよう ─準備と問題解決について─

 計画してみよう

　あらかじめ準備をしておいたり，エディに話を切り出した場合に起こりうるシナリオを練習しておくとよいでしょう．**いつ，どこで**会話を始めるのか，決めておきましょう．エディと二人きりになれる，良いチャンスを見つけてください．邪魔されたり，注意を逸らされたりする危険がない静かな部屋がベストです．散歩している時でも良いでしょう．

　この準備段階においては，あなたが不安に感じる症状や行動をノートに書き留めてみると良いでしょう．エディと話す時は，これらの観察記録を，いつも手元に用意しておいてください．

　摂食障害に関してできる限りたくさんの情報を集め，あなたの観察結果とさまざまな報告例を比較してみましょう．可能であれば，あなたが心配していることを，信頼できる友達に話してみましょう．

　エディが強迫的な思考と行動の悪循環から離れて，あなたの考え方に耳を傾けることができるようになるまでには，時間がかかるものです．エディが食事や食べ物に縛られた視野の狭いものの見方から離れて，健康や将来の希望，例えば仕事や旅行，家族，友人といったより価値の高いものに目を向けられるように手助けすることが，家族としてのあなたの務めです．

　問題解決の障害になるものである，食べ物やカロリー，体型や体重に関する話題などの，いわゆる「摂食障害トーク」には，参加したり助長しないように気をつけてください．このことでエディの頭の中はいっぱいなのです．エディはこのような話題について細かい知識があり，会話の中で巧みに触れてきます．こうした罠にとらわれないようにするために

は，あなたは思慮深く，自制心をもたなければならないでしょう．言い争うことは，事態をよりいっそう悪くします．必要であれば，意見の違いを認めつつ，いったん議論を打ち切り，今後に備えてまたいつでも話し合いに応じる姿勢であることを示しましょう．しばらくの間は，時間をかけて観察し続け，計画を立ててみましょう．例えば，エディが食生活の乱れに関してあなたが指摘したことすべてに強く反対した場合，何と言うべきか考えてみてください．「私はあなたをとても愛しているし，あなたが元気になることが一番の願いなの．でもこれには同意できないわ．あなたは……と言うけど，私は……と思うわ．だから今はこの話はやめておいて，後で話そうね．これから私は，シャワーを浴びてくるわ／犬の散歩をしてくるわ／近所の人のところに行ってくるわ」といったように．

準備のための一般的なアドバイスを**表 4-1**に挙げてみました．

表 4-1　計画してみよう：話を切り出すためのシナリオ

- 「エディは摂食障害かもしれない」と思ったら，まずは**行動してみましょう**．例：優しく**質問をする**，「あなたのことが心配なの」と**穏やかに伝える**，あなたの観察結果を**話してみる**，変わらない愛と思いやりを伝えて安心させる．
- 摂食障害を抱える人は，自分自身に何か問題があるということを認めようとしないということを覚えておいてください．
- 恥ずかしがったり，症状を見て見ぬふりをしたり，エディのことを諦めてしまったりしないで下さい．
- あなたがエディの問題に気づいているということを，彼女に知らせてあげてください．エディ自身が自分の問題に直面し，これを認めることができるようになるまで，まだ時間がかかるかもしれません．
- 時を慎重に選びましょう．食事時間やその前後を避け，リラックスした雰囲気の時間帯がベストです．
- 威嚇的な態度は禁物です．常に成功しようと思う必要はありません．
- 特にはじめのうちは，失敗することも覚悟しておきましょう．

3．話を切り出してみよう ─詳細な計画を立てる─

計画してみよう

　事前に，想定される会話のシナリオを作ってみましょう．どこで，いつ，誰とするのか，思い浮かべてみましょう．あなたが心配していることをどのように伝えるのかじっくりと考えてみて，それに対するエディの反応を想像してください．何事においてもそうであるように，練習が重要です．家族の誰かや，友達を相手に練習してもよいですし，鏡に向かって練習してみてもよいでしょう．

　少し距離を置いた観察者の立場に立ってください．あたかも壁にとまったハエになった

かのように．

「私は……ということに気づいたのだけど，私は……が心配なの．あなたが……をどのように感じているのか，私に話してみてくれない？」

　摂食障害を「神経性やせ症のミンクス」や「神経性やせ症のいじめっ子」と考えることは，摂食障害やその行動を，愛する人から分けて考えるのに役立ちます．エディが変わることに関して抱いている複雑な気持ちをもっているのだと想定して，また，あたかもエディに「健康な面」と「病気の面」の両方があるのだと想定して，話しかけ，ふるまってください．穏やかに，思いやりをこめてやってみましょう．

　表4-2では，家族が会話を切り出すために役立つ言い回しを挙げてみました．これ以外の表現も，本書ではそのつど紹介していくことにします．

4. やってみよう

行動してみよう

　準備はできましたか？　何が起こると思いますか？　何を学びましたか？　予期しない驚きがありましたか？

表4-2　役に立つ言い回し

- 複雑な感情を整理する.

  「あなたは……と感じているようね. でも……したい気持ちもあるのでしょう?」

  変わることに対する相反した感情については, 第7章 (p.68) を参照してください.

- 穏やかに, 思いやりをこめて事実を表現し, 援助を申し出る.

  「あなたは…と思うのね. あなたは…と感じているわね. 私は……ということに気づいたのだけど, 私にどのような手助けができるかしら?」

- 注意深く返事を聞く.

  「あなたは……といったものの見方をしているように思えるのだけど. 私は正しいかしら?」

  信頼関係を築くために, 傾聴と肯定のテクニックを用いてください (第8章〈p.81〉を参照).

- 摂食障害を抱える人が関心を示しそうなトピックをみつける.

  「〇〇先生は, あなたのBMI [Body Mass Index: 体重 (kg) / 身長 (m)^2 で表される体格指数] がとても低いので, 運動を減らしたほうがよいとおっしゃったわよね. そのためには, 何が必要だと思う?」

  「心の準備度スケール」(第7章〈p.75〉を参照) が動機づけのために役立ちます.

- 判断を交えずに傾聴する.

  「人それぞれ, ものの見方は違うわ. 私の見方はあなたとは違うけれど, あなたのものの見方に反対はしないわ」

- あなたの感情を調整し, **穏やかに思いやり深く接する.** (第11章〈p.132〉を参照).

- あなたや他の人が, どのように援助できるのかをたずねてみる.

  「あなたにしてあげられることは何かあるかしら?」

- 心からのサポート, 愛情, 優しさや敬意を, 常に示して安心させることが, 大きな効果をもたらします. 誰も気にかけてくれないという自尊心の低さからくる思い込みは, とても破滅的なものとなりえます.

- ポジティブな考えやコメントをできる限りたくさん表現する.

  「…してくれてありがとう. …してくれる時が好きだわ」

- 摂食障害による好ましくない行動に対して意見を言う. ただし, 決めつけるような口調は避けること. ポジティブなメッセージの間にそのような意見を挟むことで, あなたが好きでないのはエディの行動であり, エディ自身は大切に思っているのだと示しましょう.

  「あなたのことを愛しているわ. でも, あなたが……している時は, 気持ちが動揺するの. あなたが……するのは好きではないわ. あなたのことが大切だし, あなたに起きていることや生活の変化をとても心配しているのよ」

  「あなたが, 摂食障害と懸命に戦おうとしているのはよく分かるわ. でも摂食障害が悪化して, 健康的な食べ方を忘れると, 治療が難しくなるわ. 私はあなたをとても愛しているし, あなたが摂食障害を克服しようと, どれだけ努力しているのか, 知っているわ」

  これは「サンドイッチ作戦」と呼ばれています. 2つのポジティブな意見の間に, 難しい意見を挟みます. 状況に合わせて, あなた自身の言葉で伝えましょう.

- 忍耐強くなること. 変わることは難しく, 時間がかかることなのです.

5.　もしも今回，失敗したら

「私の言うことをわかってくれない．何も認めようとしない」

「『お母さんは過保護なのよ．お母さんの思い過ごしよ』と言って，エディは腹を立てた
だけだったわ」

「『がんばって試験勉強しないといけなかったの』『でも大丈夫よ』とエディは言ったわ」

「結局，私が槍玉に挙げられたわ．問題はそのことではなかったのに」

　最初の，さらには度重なる試みが，エディの怒りを買い，ばかにされ，無視や否定をされても，諦めないようにしてください．

　諦めずに，見守り続けましょう．次の機会を待ちましょう．非常に厳しい状況でも，諦めないでください．エディはあなたを必要としていますが，まだ自分ではそのことに気づいていない段階であることを覚えておいてください．

6.　その他のサポートについて

　このような初期の段階は，とても困難な時期です．がっかりしたり，孤独に感じたり，困惑することもあるかもしれません．エディが「助けてほしい」と認める段階に達することはまだできないかもしれませんが，より多くのことに気づいたり，準備を進めることはできるでしょう．

例えば，あなた自身がかかりつけ医を訪れ，あなたや家族が観察した様子を伝えてみてはどうでしょうか．この場合，できごとの詳細や，特定の行動の頻度を記録したものが役に立つはずです．

　摂食障害は比較的まれな疾患なので，かかりつけ医が十分な知識をもっていない領域かもしれません．教科書に書かれていることは知っていても，家庭環境で生じる困難については知らないかもしれません．しかし，あなたの住む地域ではどのような医療機関や社会資源が利用可能であるか，どこで見つけられるかを尋ねることができます．

● 守秘義務への懸念：専門家はあなたに患者さんの個人情報を伝えることはできませんが，病気一般について説明することはできます．エディがいなくても，あなたがかかりつけ医に相談に行くことは最初の一歩となるでしょう．

● もしあなたが，エディに対して否定的な感情をたびたび抱くようであれば，誰かにサポートを求めましょう．Beat（イギリス摂食障害協会）は，家族が摂食障害であった経験をもつボランティアによる，摂食障害のためのヘルプラインを設けています．共感してくれる誰かに話をすることはあなたの助けになるでしょうし，必要な情報の入手先やあなたの住む地域から通える自助グループの連絡先を教えてくれるかもしれません．

振り返ってみよう

1. これは摂食障害なのだろうか？　**意識して**サインをみつけましょう．
2. エディ自身に自分の問題を受け入れるようになってもらうことが重要です．しかし，これは決して容易なことではありません．
3. あなたのほうから話を切り出すための**準備をしましょう**．情報を集め，調査し，可能であれば他の人と話してみてください．時間と場所を選びましょう．
4. 頭の中で，話したいことの**シナリオを作り**，会話のリハーサルをしましょう．
5. **諦めないで，やってみる**．何度もやってみましょう．はじめのうち，あなたの心配はエディに一蹴されるかもしれません．
6. 学んだことや身につけたスキルを**振り返りましょう**．
7. **サポート**を求めましょう．家族？　友人？　電話相談（ヘルプライン）？　自助グループ？　専門家？　あなた一人で切り抜けようとする必要はないのです．

第5章

ケアにあたる家族の対応のタイプ

　摂食障害の症状が，エディの社会的，情緒的，身体的な健康にネガティブな影響を与えていることは，身近な人であればすぐにわかります．このようなネガティブな影響を目の当たりにすると，恐怖や怒り，不満，混乱といった感情が呼び起こされるかもしれません．

　ストレスの多い状況に対する家族の対応はそれぞれ違いますが，私たちの経験では，多くの家族に見られる共通の行動パターンがいくつかあります．動物にたとえて説明していくこれらの反応は，摂食障害の症状に対する**ごく自然で，典型的な対応**です．患者さんをケアすることに不安や恐れを抱いている家族にとって**本能的な対応**かもしれませんが，良かれと思っていても，これらの対応の中には，患者さんの支援に悪い影響を与えるものもあります．

　摂食障害の症状に対する対応として家族が陥りがちな**行動や感情のパターン**を，2種類の動物のたとえを用いて詳しくみてみましょう．あなたがこれらの動物のたとえに当てはまるかどうか考えてみてください．以下のような動物にたとえにおいて自分自身を**意識してみる**ことは，エディとの関係やコミュニケーションの改善につながるでしょう．

　先の章に目を向けてみましょう．第9章（p.106）では，これらのパターンをもっと生産的に，そして有効に活用する方法を説明しています．

1. あなたはどのように対応しますか？ ─感情について─

A. ダチョウ・タイプの対応

　摂食障害に伴う行動に取り組んだり直面したりすることによる不安や動揺にとても耐えられないと思っている家族もいるでしょう．彼らは問題となっていることについて考えたり，話したりすることをまったく避けてしまいます．これは，まるで頭を砂の中に隠したダチョウのような対応です．エディの行動がもたらす影響を認めようとしなかったり無視しようとしながらも，ダチョウ・タイプの対応は，家族が被る結果については気づいていることも，あるいはまったく気づいていないこともあるでしょう．ダチョウ・タイプの対応は，できるだけ家から離れて，やっかいな状況やエディの行動に直面する代わりに，仕事やテレビ番組に夢中になったり，その他の活動に没頭しようとするかもしれません．また，エディの行動や症状を無視したり，状況の深刻さを軽視したりするかもしれません．

B. クラゲ・タイプの対応

　摂食障害に関して誤解があると，強烈で露骨な情緒的反応を示す家族もいるでしょう（誤解や思い込みについては第2章〈p.21〉を参照）．よくある誤解の一つは，子供が摂食障害になったということは親として失格だ，というものです．自責の念が強くなると，彼らは「クラゲ・タイプ」の対応をするようになります．

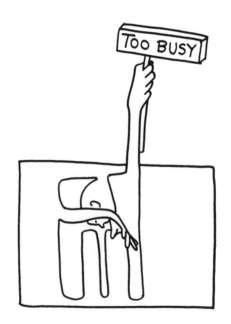

図 5-1
ダチョウ・タイプの対応では，家族は忙しすぎてサポートできないという信号を発しています．その結果，エディは孤立し，孤独を感じるようになります．

　あるいは，親としての能力に関してあなたは完全主義的で，子供の人生や幸福に対して全面的に責任を感じているかもしれませんね．このように過敏で，時にめそめそしたクラゲ・タイプの対応は，疲労や絶望感が原因となっていることもあります．家族が無力感を覚え，このようなタイプの対応をする場合は，彼ら自身の健康も損なわれていると考えられます．うつ病を予防し，事態がさらに悪化することを防ぐためには，慰めやアドバイス，精神的なサポートが必要となるでしょう．

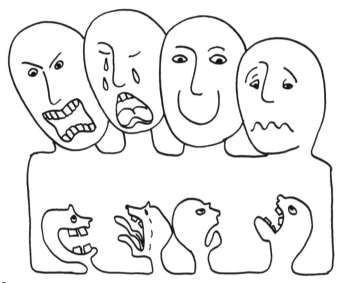

図 5-2
エディは家族に，「クラゲ・タイプ」の激しい情緒的な対応を引き起こします．
この対応の不都合な点は，情緒的な反応はエスカレートしてしまう，ということです．

C. セント・バーナード犬・タイプの対応

　望ましい情緒的な対応としては，セント・バーナード犬をモデルにしてみることをお勧めします．セント・バーナード犬は，たとえ危険な場面でも，穏やかで落ち着いています．パニックに陥ったり，吠えたりしません．そんなことをすれば，なだれを引き起こすからです．律儀で思いやりがあり，温かで包容的です．道に迷って困っている人を献身的に守ってくれます．穏やかで，温かく，包容的であること．セント・バーナード犬・タイプの対応を目標にしてください．

2. あなたはどのように対応しますか？ ―行動について―

A. カンガルー・タイプの対応

　「カンガルー・タイプの対応」が現れるのは，エディの身体状態を心配するあまり，あたかもカンガルーが子供をお腹の袋に入れて守るように，家族がエディを安全に保護しようとする場合

です．カンガルー・タイプの対応は，エディを保護するためにありとあらゆることをして，生活のあらゆる局面に干渉しようとします．カンガルー・タイプの対応は，エディを怒らせたり，ストレスを与えることを避けるために，腫れ物に触るかのように彼女を扱おうとします．カンガルー・タイプの対応は，合理的な要求であれ摂食障害に駆られた要求であれ，エディのあらゆる要求に応じようとします．

● 過食がある場合，カンガルー・タイプの対応は，なくなった食べ物を補充するために，以前よりも多くの食べ物を買おうとするかもしれません．

● 拒食がある場合，カンガルー・タイプの対応は，エディの食欲をそそる**かもしれない**特別な食べ物を探して遠くまで車を走らせるかもしれません．

● カンガルー・タイプの対応は，エディのためだけに，他の家族とは別の特別な食事を作るかもしれません．

● カンガルー・タイプの対応は，エディの運動スケジュールに合わせて，家族の予定を変更するかもしれません．

　エディの責任をすべて取って代わろうとすることのマイナス面は，エディが人生のさまざまな困難にどのように対処し，取り組み，乗り越えて行けばよいのかを学ぶ機会を逃して，何でも世話をしてもらえる幼児の役割にとどまったままになってしまうことです．

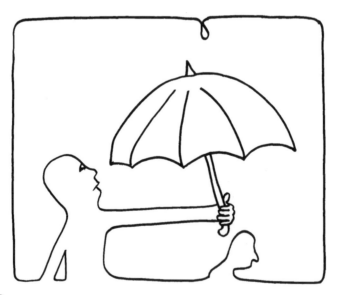

図 5-3
カンガルー・タイプの対応は，過保護を意味します．エディを常に安全な場所に置いて，あらゆる困難から守ろうとします．家族自身の不安によってエディを雨粒一粒ずつから守ろうとするような対応になることがよくあります．この対応の不都合な点は，エディが世の中の現実を学ばないということです．

B. サイ・タイプの対応

　エディは，栄養のある食事を適量食べるといった単純な解決策にすら頑として応じようとしないかもしれません．このような場合，ケアにあたる家族としてのあなたはストレスを覚えて疲れ果て，サイ・タイプの対応をしてしまうことがあるでしょう（**図 5-4**）．また，食べ物が消えてしまったり，トイレがいつも使用中であったり，配水管が詰まったり，家族の食事が妨げられたりすると，ついかっとしてしまうこともあるでしょう．あなたが細かなことにこだわりやすい性格であれば，あなたが行った状況分析をエディにも理解してほしいと思っているかもしれませんね．サイ・タイプの対応は，あたかも理屈でもって摂食障害の行動と思考パターンに突進し，これを粉砕しようとするかのように，議論することでエディを説得し，納得させようとします．

　このような対応のマイナス面は，もしエディがあなたの説得に従えば「誰かの助けがなくても，私自身の力で変わることができる」という自信が育たなくなることです．あるいは，より考えられることですが，エディは摂食障害の理屈で反論し，摂食障害によって歪んだ思考パターンを繰り返すことによって，自己防衛に全エネルギーを費やし，ますます自分の殻に閉じこもってしまうかもしれません．

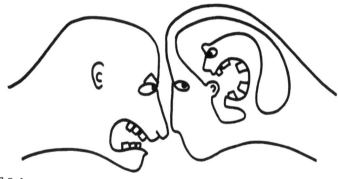

図 5-4
摂食障害の行動は，サイ・タイプの対応を引き起こすことがあります．面と向かって，理屈でもって議論する状況に引きずり込まれるのです．このような対応は，神経性やせ症のいじめっ子に主張するための時間を与えることになり，エディはますます強情になってしまいます．

C. テリア犬・タイプの対応

　ジャックラッセルテリア犬・タイプの対応は，エディにガミガミと食べ物や食事について質問します．あなたはそれでいいのでしょうか？　エディは，あなたの批判的なコメントや食べ物に関する考えについて，頭の中に飛び交うノイズとして聞き流していると思いませんか？

　エディに対して一方的に話すより，エディの話に耳を傾ける時間を作ってください．それは非常に価値があることなのです．

3. 摂食障害の殉教者
――言いなりになることと特権を与えること――

　家族によくみられる摂食障害を患う人への対応は，甘やかしたり特別扱いすることです．エ
ディを苦しめないようにしようとしたり，家庭の平和を保とうとすることは，摂食障害のルール
を受け入れることを意味するかもしれません．これには，お店やキッチン，ダイニングルームで
の食べ物に関する行動を変えることや，代償行動（訳者注：自己誘発性嘔吐，下剤乱用などの体
重増加を防ぐ行動）が家族の生活に入り込むことを容認することが含まれます．このような仕方
がない対応には，悪い副作用があります．摂食障害の習慣が，さらに深く根づいてしまうことを
許してしまうのです．

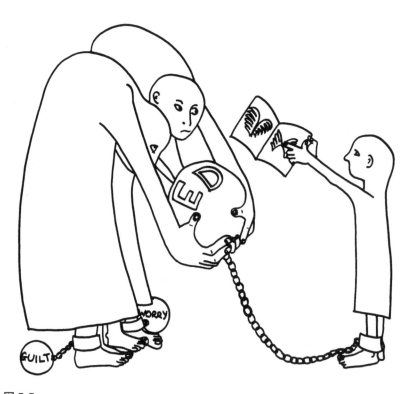

図 5-5

言いなりになることと特権を与えること．家族はエディの機嫌を損ねたくあ
りません．すでに不安や罪悪感，心配を抱えており，エディの不安をあおる
のを恐れ，エディのルールや要求にできるだけ従おうとします．例えば「適
切な」種類のシリアルを車で買いに行ったり，運動の習慣を壊さないように
リビングルームにとどまったり，夜 7 時から 11 時までエディを 1 人でキッチ
ンに自由に出入りさせたり，といったことです．

4. 摂食障害の温床

　エディは，社会的なつながりの中で，体重や体型を重要視しすぎた価値観を共有しているかもしれません．家族以外，例えばソーシャルメディア，学校や職場の仲間，スポーツやダンスのコーチとの間で共有されているのかもしれません．ですが多くの場合は，家族の他の誰かが過去に摂食障害を患っていて，その特徴が残っていることがあります．エディは常に，会話を食べ物や体重，体型，ボディイメージの話題に振り向けようとします．そのような会話をすると，摂食障害に「主張するための時間」を与えることになり，その結果，エディの信念や習慣が強化され，頑なな考え方に陥ります．

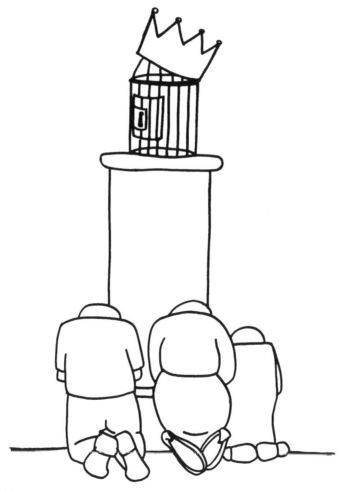

図 5-6
摂食障害の考え方が共有されると，痩せていることやダイエットを過度に評価するような，太ることに関係した話題がソーシャルネットワーク上で盛んになるでしょう．

5. イルカ・タイプの対応

　それぞれのケアのタイプは，エディをケアする際の共同的かつ統合的なアプローチの一部として用いられれば，何らかの強みを発揮する可能性があります．

　動物のたとえを続ければ，サイ・タイプやカンガルー・タイプのような極端な対応に陥るよりも，エディを安全に導くようなイルカを真似てみてはどうでしょうか．図 5-7 の救命胴衣を着ている女の子はエディです．あたかもエディは海を泳いでいて，摂食障害が彼女の命綱になっているかのようです．世界はストレスと危険に満ちていると感じている限り，エディは命綱を離そうとしません．イルカはある時には水先案内をしながら，困難な水路を先導し，ある時にはコーチをし，励まし支えながら並んで泳ぎ，エディが進歩をみせているときは，後ろを泳いでそっと見守ります．

　おそらく，あなたは，エディをケアしようとする際に，役に立たないケアのタイプが理解できるのではないでしょうか．

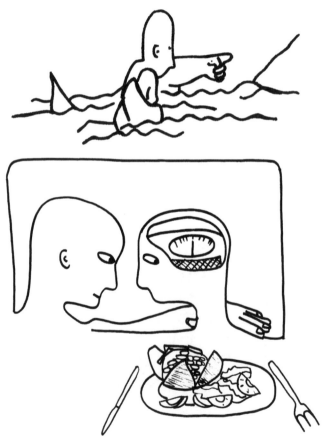

図 5-7
「イルカ・タイプの対応」では，笑顔で潜ったり飛び跳ねたりして，
協力して取り組みます．

　エディに変化をもたらすためにできることの最初の一つは，あなた自身の行動を検証し，必要に応じて変えることです．これは，ダチョウ，サイ，クラゲ，カンガルーのような役に立たない自然に沸き起こる対応から，一歩下がることを意味します．

　「はじめに」で述べたように，これは「三位一体」です．つまり，有害な相互作用を断ち切るだけでなく，変わることがいかに難しいかを体験的に学び，あなた自身が変わる準備ができていることを身をもって示すことです．「はじめに」で説明したAPT（気づく，計画する，やってみる）の手順を実行してみましょう．

気付いてみよう：家族の他のメンバーは，どのようなタイプですか？

　家族のメンバーは異なったケアのスタイルをもっているのが普通です．摂食障害はしばしば家族間の分裂を引き起こします．つまり，エディの要求や混乱した食行動に屈してしまう「優しい人」と，より「厳しい人」に分かれてしまいます．摂食障害はこの分裂を利用して，力強くなります．

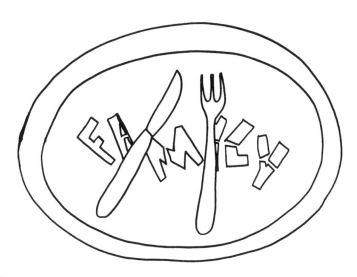

図 5-8
摂食障害に分裂支配され，家族のメンバーそれぞれが対立しています．例えば，パパは甘すぎるとママは思っている，または，その逆の場合もあります．家族間のいがみ合いに多くのエネルギーが費やされ，摂食障害が勝利するのです．このような分裂は，治療チームと家族の間でも起こりえます！

このような分裂を解消し，チームとして一貫した対応を取る重要性は，いくら強調しても足りません．ここでは，その方法を 1 つ紹介します．おそらく，あなたは誰か他の人を思い浮かべることでしょう．親しい家族以外の，第三者的立場の人が助けになることがあります（この課題の説明は，両親を対象としていますが，きょうだいなど他の家族を含める必要がある場合もあります）．

　まずは，敬意とユーモアをもって，コミュニケーションを図ることを計画します．食事時間やコーヒータイムなど，誰にも邪魔されない時間を確保しましょう．

　あなたとパートナーそれぞれに 1 枚の紙を用意し，そこに 4 本の目盛り線を書きます．2 本の線は感情的反応を測定し，もう 2 本は感情的行動を測定します（章末の**図 5-9** を参照）．それぞれの線の端に動物の名前を書き込みます．

　次に，あなたのシートのスケール上で，あなた自身についてマークし，それから，あなたのパートナーについてもマークしてください．それから，パートナーと一緒になって，なぜあなたがそのようにマークしたのかを説明してください．思いやりのある，非難しない方法で行ってください．あなたとパートナーについてのマークの位置は，どれくらい一致していましたか？　話し合いの後，マークの位置を変えたいと思いますか？

　どうすればお互いが一致した立場に立てるのか，互いに質問してみましょう．多くの行動について，一貫した「最適な場所」はゼロ付近かもしれませんが，食行動に関しては，断固とした態度をとることに 2 人ともが同意する必要があるかもしれません．目標設定のためには，一歩ずつの賢明なアプローチが必要となり，温かく思いやりのあるやり方で行われる必要があります．

先の章に目を向けてみましょう

　どのようなスキルが必要なのか，一貫した支持的なケア・スタイルが最適な場所はどこなのかを決めるために，後半のいくつかの章を読んでください．

　第 9 章：一貫した支持的なケア・スタイルをつくり上げることについて，より詳細に説明しています．

　第 10 章：きょうだいやパートナーにとって難しい課題について重点的に説明しています．

　第 11 章：感情をコントロールする方法について説明しています．

　その後の章では，厳しい食事制限（第 12 章），むちゃ食い（第 13 章），その他の「安心」行動（第 14 章）に対応するのに必要なスキルに焦点を当てています．これらの習

慣があると，摂食障害から抜け出せなくなります．

　これができれば，「やってみよう」，「もう一度，やってみよう」という気持ちになるでしょう．

振り返ってみよう

　あなたや，家族，ケアチームのメンバーの**態度**や**行動**は，どの動物のタイプに当てはまるでしょうか？

1. カンガルー・タイプの対応？　過保護，追従的，過干渉．

2. サイ・タイプの対応？　怒って熱くなり，強引で，急いで物事を変えようとする．

3. テリア犬・タイプの対応？　批判的で口うるさい．

4. 殉教者・タイプの対応？　症状に慣れて受け入れてしまい，イネイブリングしてしまう．

5. イルカ・タイプの対応？　ある時は水先案内人を務め，またある時はコーチし励ますなど繊細．

　あなたや，家族，ケアチームの感情は，どの動物のタイプでしょうか？

1. ダチョウ・タイプの対応？　現実逃避し，感情を表わさない．

2. クラゲ・タイプの対応？　感情過多，過敏．

3. セント・バーナード犬・タイプの対応？　穏やかで温かく，包容的．

　そして最後に，周囲の状況をもっと広い視野でみてください．栄養摂取についてエディに考えてもらえるようなきっかけはあるでしょうか？

　次のことを覚えておいてください．誰かを変えるのは難しいことです．あなた自身を変えることは，それよりは少し簡単かもしれません．チームで働きかけることが重要です．

感情的反応のスケール

あなたは，どれくらいクラゲ・タイプですか？		あなたは，どれくらいダチョウ・タイプですか？

```
5  4  3  2  1  0  1  2  3  4  5
```

あなたのパートナーは，どれくらいクラゲ・タイプですか？	摂食障害による家族間の分裂と支配を止めることは，どれくらい重要ですか？ あなたがパートナーと同じ位置に変わることができる自信は，どれくらいありますか？ どうすれば，あなたはパートナーに近づけますか？ どうすれば，パートナーはあなたに近づけますか？ パートナーに近づくことを妨げる障害は何ですか？ 近づくためにはどのような助けが必要ですか？ パートナーに近づくために，あなたが犠牲にするものは何ですか？	あなたのパートナーは，どれくらいダチョウ・タイプですか？

行動のスケール

あなたは，どれくらいカンガルー・タイプですか？		あなたは，どれくらいサイ・タイプですか？

```
5  4  3  2  1  0  1  2  3  4  5
```

あなたのパートナーは，どれくらいカンガルー・タイプですか？	摂食障害による家族間の分裂と支配をやめることは，どれくらい重要ですか？ あなたがパートナーと同じ位置に変わることができる自信は，どれくらいありますか？ どうすれば，あなたはパートナーに近づけますか？ どうすれば，パートナーはあなたに近づけますか？ パートナーに近づくことを妨げる障害は何ですか？ 近づくためにはどのような助けが必要ですか？ パートナーに近づくために，あなたが犠牲にするものは何ですか？	あなたのパートナーは，どれくらいサイ・タイプですか？

図 5-9

このスケールは，摂食障害による家族間の分裂と支配という膠着状態から，生産的な協力関係に移行するために，どのように話し合いをしたらいいのかを示した例です．

第6章

ストレスによる歪み，回復力を育むことについて

1. ストレス ―なぜ家族は過敏になるのでしょうか？―

　日常生活の中で，ある程度のストレスであれば，挑戦すべき課題として役立つこともあるでしょう．問題を克服することができれば，活力や達成感が得られるからです．しかし，私たちの対処可能な範囲を超えた絶え間のないストレスは，大きな歪みを生み，さらには精神的苦痛につながります．高度にトレーニングされた専門家による治療チームでさえも，摂食障害とともに生きることは非常に困難な課題です．ですから，エディを支えようと奮闘する家族や，家でたった1人で支援を行っている人にとっては，言うまでもありません．

　困難の一つとして，問題が多面的であり，エディと一緒に住んでいる家族みんなの生活全般に影響を与えるということがあります．

　摂食障害は，どの家族の回復力にも深刻な影響を与える可能性があります．八方塞がりに陥れば，家族やケアチームは抑うつ的になったり，不安になったり，問題を回避しようとするかもしれません．そうしたことは，エディ自身や彼女に対するケアにも影響を及ぼすでしょう．つまり，自分の身を守ろうとする気持ちとエディを何とかして助けたいという気持ちの間に葛藤が生じ，そこで助けの手を拒絶されることが（能動的にであれ受動的にであれ）増えると，事態はさらに悪化します．

　問題に対処する能力とストレスからの回復力は，適切な時期に正しい情報を得ること，すでに身につけているスキルに加えて新たなスキルを学ぶことによって向上します．このことは，家族であれ友人であれ，摂食障害を患う人の身近な人たち誰に対しても当てはまります．ストレスの度合いは，主に患者さんとどれくらい親しい関係にあるか，どれくらいの時間を共にしているかによって左右されます．摂食障害の専門病棟では，スタッフの「燃え尽き症候群」や病気，人員確保の問題がしばしば起こります．家族も疲れ果ててしまったり，孤立無援になって，深刻な抑うつや不安に陥ることがあります．

　ここからは，それぞれの問題点について詳しく述べることにしましょう．

2. 援助を受け入れようとしない

　摂食障害に関する知識と，病気がもたらす影響について，あなたとエディの間で理解に多大な食い違いがあれば，大きな摩擦を引き起こすかもしれません．神経性やせ症の場合，「体重も健康状態も問題がない」とエディが頑なに信じ込んでいるにもかかわらず，実際には彼女は病気で，身体的に脆弱であるということを家族はわかっています．しかしエディの目から見ると，何の問題もないのです．神経性過食症の患者さんもまた，異常な食行動がもたらす医学的な影響には懐疑的です．排出行動がもたらしてくれる解放感，人生の困難に対処する術なくして，自分の人生を思い描くことはできないのかもしれません．したがって，病院に行くようにエディを説得するのは非常に難しいことですし，どんなアドバイスであってもエディがこれに従うことはさらに難しいでしょう．このため，家族は強いストレスを覚えますし，専門家でも同様です．第7章（p.68）は，変化することについて詳しく取り上げています．

3. 一緒に過ごす時間

　家族はしばしば，エディのために最善を尽くそうと決心して，エディを助けるための努力を惜しまず，できるだけ長い時間彼女と一緒に過ごそうとします．しかし，このような超人的な努力は，かえって逆効果となる場合があります．疲労が蓄積し，ストレスが徐々に積み重なることによって，思いもかけない時にこれが爆発したり，もっと目立たない方法で表面化するからです．このことについてケアにあたる家族からは，休養をとることも大切であるという声が上がっています．つまり，一歩下がって状況を客観的に眺め，これまでのことを振り返り，ケアする立場から一時的に離れてみるということです．

　自分自身をいたわることは，摂食障害に取り組む際に中核となるスキルとして非常に重要です．自分自身をいたわることにより，穏やかで思いやりのある態度を保つことができるからです．**こうしたことは，あなた自身が十分な休息を取り，充電しなければ難しいのです**．これはあなたの健康にとっても大切ですが，エディがうまい具合ににセルフ・ケアするためのお手本にもなります．

4. 役割による歪み ―家族の一致団結を育む―

　家族内では（専門家による治療チーム内でも），摂食障害に取り組むにあたって，それぞれが引き受けるべき役割や責任に関して極端な意見の相違があったり，相反する態度が取られることがあります．こうしたことは必然的に，葛藤やストレス，病気に対する一貫性のない対応を引き起こします．**一貫した態度**は中核となるスキルですから，このことを忘れないようにしてください．いつもエディにばかり注意が向けられていると，夫やきょうだい，祖父母，他の家族は放っ

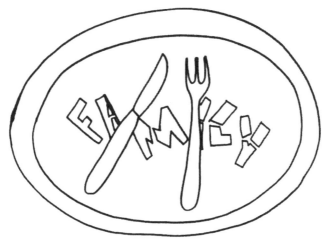

図 6-1
摂食障害は，分裂と支配という戦術を用いるので，家族がお互いに対立するようになります（例えば，パパは甘すぎるとママは思っている，または，その逆に，ママは甘すぎるとパパは思っている）．家族間のいがみ合いに多くのエネルギーが費やされ，摂食障害が勝利するのです．

たらかしにされているように感じて，怒りすら（受動的であれ，積極的な抗議行動であれ）覚えるかもしれません．

　病気があなたの生活のすべてにならないよう心がけましょう．エディ以外の家族や彼らの活動，そして前述のように，あなた自身のためにも時間とエネルギーを割いてください．摂食障害のような，生活の多くの局面に影響を及ぼす難しい病気にとって，このことは決して容易ではありません．ですが，例えばあなた自身疲れていることを伝え，誰かに助けを求めて役割を交代してもらったり，あなたが果たしている役割のうち何か一つをやめてみたり，分担してもらうことによって，毎日の生活を少しでも楽にすることが必要かもしれません．

 行動してみよう

　家事リストを作成して，家族全員がそろったときに，家のことを手伝って，と言ってみましょう．家事を分担するチームを作ることを提案してください．家族それぞれがどのような役割をするのか尋ねてください．「週に一回，掃除機をかけてくれない？　夕食後の皿洗いを手伝ってくれない？　それともお風呂掃除がいい？　それとも……」本当に嫌な役割を避けようとして，急いで他の役割を申し出てくれる可能性があります．そうでなければ，家事リストにある役割をお願いしましょう．そして，これは１週間後，２週間後などと決めて，後で見直すことができることを伝えましょう．

APT はここでも非常に役に立ちます．エディに対して必要以上のケアを行うようにすることが，家族全員，特にエディを中心的にケアする人の生活にどれだけ影響を与えているのか気づかせてくれます．この本に書かれているアイデアを，あなた自身の状況に合わせてアレンジしてみてください．

　家庭でエディを中心的にケアする人は，掃除，買い物，料理，食器洗いと乾燥といった，家事のほとんどを仕切っている人で，それは，親やきょうだい，ルームメイトであったりします．「家族チーム」のメンバーが何らかの家事を手伝うことで，エディを中心的にケアする人の負担を少しでも減らすことができます．

　最初のステップは，あなたの気持ちを家族に**気づいてもらう**ことです．例えば，家事（掃除や料理，買い物など）をするのに，どれだけエネルギーが必要であるかを話してみましょう．

　次に**計画をして，やってみましょう**（前述の「行動してみよう」の文章を見てください）．

　どのような変化が必要ですか？　必要に応じて**振り返りや見直し**をしましょう．

　新たな手助けや支援の申し出があれば，気づいて褒めることを忘れないでください．

5．病気に関連した問題

　摂食障害は食事をめぐる病気であり，食事をめぐってさまざまな問題が生じてくるのですが，その他の症状，例えば抑うつ，不安，爆発的な怒り，強迫行為，儀式，過剰な運動，嘔吐，引きこもりなども家族の生活に影響を及ぼし，対処が非常に困難なものです．家族全員が集まって，

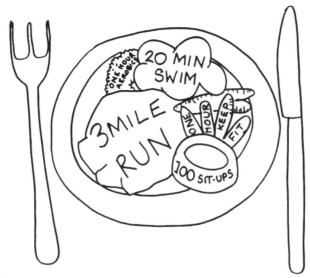

図 6-2
運動は，エディが食事への不安を軽減するための「安心行動」になります．これは部分的にしかうまくいかないため，不安は再燃し，もっと運動するようになり，悪循環に陥ります．

皆で症状に対処するための方法を探ることができれば，言うことはありません．第12～14章では，あなたやエディが問題を解決し，困難な症状に取り組むためのさまざまアプローチ法に焦点を当てています．

6. 病気に関する信念

　第2章では，摂食障害にまつわるさまざまな誤解や思い込みを取り上げました．こうした誤った信念は悪影響をもたらします．つまり，穏やかに，一貫性をもち，思いやりをもって接することの妨げとなるような情緒的反応を引き起こし，あなたとエディの関係を悪化させかねません．

　できごとに対するあなたの考え方を変えてみれば，そのできごとによってあなたが受けるストレスの度合いも変わるはずです．このことは，認知行動療法（cognitive behavioral therapy：CBT）という非常に有効な精神療法の基本です．次に挙げる例を考えてみましょう．

> 　あなたは休暇で，ある町のホテルに滞在しています．町はお祭りの真っ最中です．外では人々が踊ったり，話し声や笑い声で賑やかなので，騒音のためにあなたは眠れません．もしあなたが，「彼らは配慮に欠け，無作法だ．わざと私を怒らせようとしているのだ」という考えに支配されたなら，いっそう怒りが増して，ますます眠れなくなることでしょう．しかし，まったく別の見方をしてみるとどうなるでしょうか？　「人は基本的によかれと思って行動するものだ」と考えてみましょう．そうです，彼らは社交の場を楽しみ，人を喜ばせ，幸せにしようとしているのです．あなたも，このように楽しんでいた時のことを思い出してみてください．そのように考えると，あなたの怒りは，喜びや思いやりに変化するでしょう．怒りやイライラがおさまり，リラックスできるはずです．その結果，あなたの行動が変化し，ぐったりと憔悴してベッドで寝返りを繰り返すかわりに，平穏な眠りに就くことができるでしょう．

　摂食障害の患者さんをケアする場合，家族としてのあなたは「病気は，わがままや，注意を引きたいという気持ちから，わざとしていることだ」という先入観を抱いているかもしれません．さらにあなたは，エディに対して腹立たしさを感じるようになるかもしれません．エディは家族間にいさかいや緊張，ストレスをもたらす一方，彼女自身が配慮とケアを必要とする存在であるからです．エディは頑固で分からず屋，無作法で気が変わりやすく，先を考えず，やみくもにあなたの忠告に逆らいます．

　しかし，彼女の病気がどのような性質なものであるかを知れば，あなたの考え方は変わるはずです．つまり，この本を読めばエディは医学的に不健康な状態にあり，その行動は意図的ではないということがわかるでしょう．その結果，エディに対するあなたの行動も変化します．あなたが共感と理解を示すことで，エディとの関係は良好なものになっていきます．

7. エディとの関係

　第5章の動物のたとえは，患者さんと家族の関係に問題がある場合，これを明らかにするために役立ちます．第9章では，このような本能的な対応がエディにもたらす影響について説明していますが，このことについて簡単に説明しておきましょう．

　摂食障害に取り組む際に有効な手段は，何ら感情的な背景を伴わない急性疾患の場合とは異なります．例えば，あなたがエディの摂食障害を論破しようとして，彼女に変化を迫っても（サイ・タイプの対応），効果はまったく期待できません．それどころか，こうした対応は事態をよりいっそう悪化させます．エディが摂食障害を乗り越えることを援助するためには，彼女の見解に耳を傾け，これを理解しようとすることが大切です．たとえ患者さんがなぜそのように考え，行動するのか理解できなくても，「今はそう感じているのだ」という事実を受け入れようとすることはできるでしょう．

　エディに対する情緒的な反応は，家族チーム間，つまり親やきょうだい，祖父母，配偶者，子ども，ルームメイト，親しい友人で異なるかもしれません．彼らは，情報や援助がほとんどないままエディをサポートしようとする一方で，仕事やその他の活動といった社会生活を乗り切ろうと悪戦苦闘しているからです．カンガルー，サイ，クラゲ，ダチョウのたとえを用いて説明されている極端な対応の仕方は，自然な対応とはいえ，いずれも百害あって一利なしです．なぜなら，エディの反抗や退行を招き，摂食障害をますます治りにくくするからです．温かい関係性の中で思いやりをもってエディを導きつつ，病気に伴う難しい行動が引き起こす問題を明らかにしていくことは，とてもたいへんなことです．

　激しい感情によって吹き飛ばされることもあるかもしれませんが，一貫した態度が必要だということを必ず忘れないでください．ケアにあたる家族のためのキーワードは3つ，「穏やかさ」「一貫性」そして「思いやり」です．

- サイ・タイプの対応のように，「変化に向けて突進する」ことには注意しましょう．
- カンガルー・タイプの対応のように，エディを「お腹の袋」に入れて，過保護にすることには注意しましょう．
- クラゲ・タイプの対応のように，感情的な反応をあからさまに表わすことには注意しましょう．
- テリア犬・タイプの対応のように，あなたが必要と考えることをやかましく言うことには注意しましょう．
- ダチョウ・タイプの対応のように，頭を砂の中に隠し，摂食障害の症状を見て見ぬふりして，エディが病気から抜け出すのをただ待っていることも，何の助けにもなりません．
- 家族の安寧のためにがんばりすぎて，あなたの生活すべてを犠牲にし，結果的に摂食障害の症状をあおってしまうことに注意しましょう．
- 代わりに，嵐の中を航海する船に付き添い，水先案内するイルカのように，エディに寄り添っ

て，正しい方向に導いてあげてください．

- あなたは救助犬，セント・バーナード犬であると考えてください．摂食障害という凍てつく荒野で道に迷ったエディを落ち着いて救出し，彼女を温め，介抱するのです．

8. 満たされていない家族のニーズ

A. あなた自身をいたわること

　家族チームのそれぞれが，摂食障害という病気がもつ威力に呑み込まれてしまったように感じることは，けっして珍しくはありません．家族は病気と悪戦苦闘して，つきつめて考えるあまり，孤立したような気持ちになるでしょう．

　多くの家族は，小休止を取って自分のために充電する時間をもつことに引け目を感じます．長期間にわたって1日に何度も症状に注意を払わなければならないような症状が家庭生活のあらゆる局面に影響を及ぼしますし，これが和らいだり中断することはないため，これはたいへんな重荷です．**したがって，燃え尽き症候群やストレスに関連した問題を避けて，患者さんを長期にわたり効果的にサポートしていくためには，家族が自分自身をいたわるための時間を作り，事態を乗り切るための手立てを考え出すことが大切です．**

　このためには，家族で家事分担について話し合うことに加え，毎週必ず，楽しい行動の計画を立ててみることが最も大事です．例えば，友人に会う，新しい趣味を始める，以前からの趣味を続けることなどです．また，これらを純粋な楽しみのために，あるいは達成感を得るために行なうことも大切です．ポジティブな体験をいろいろと計画することによって，あなたが抱えている困難とのバランスを取りましょう．

- あなたが楽しく感じることをリストアップしてください．これらを実行するための時間を作りましょう．このことは「一石二鳥」でもあるのです．つまり，クラゲ・タイプやダチョウ・タイプのような自己防衛的な対応をやめることになるばかりでなく，イルカ・タイプのように感情的に成熟した態度を取ることによって，エディのお手本となることができるのです．あなたが一時的に休息を取ることは，この先エディのためにもなることです．彼女は短時間でもひとりで問題に対処することを学び，将来に向けて少しずつ自信を高めていくようになるでしょう．

- 何の助けにもならない行動の悪循環に陥ることのないよう注意してください．例えば，いやなことを忘れるためにお酒を飲む，友人とまったく会わずに孤立してしまう，家庭外での活動を一切やめてしまうことなどです．これらはすべて，プレッシャーがかかると容易に陥りやすい行動です．

　ケアにあたる家族が受けるプレッシャーは，深刻な影響をもたらします．家族の中には，専門

家のカウンセリングが助けになる人もいますし，かかりつけ医によってうつ病と診断され，薬の処方が必要となる人もいます．「家族療法」，つまり患者さんと家族が一緒に心理療法を受けることが，治療を進め，公開討論の場を提供するために役立つこともあります．その結果，家族全員，とりわけケアにあたっている家族は，サポートを受けることの利点を感じることができるはずです．

　エディと一緒に時間を過ごすことを計画してみましょう．例えば，少し散歩をしてみるとか，ゲームやコメディのビデオを楽しむ，近所へ買い物に出かけたり，映画を見に行くのはどうでしょうか？　こうした活動は，彼女とあなたの関係の中で，ポジティブな，摂食障害に冒されていない健康的な側面を育むことに役立つでしょう．しかし，こうしたことの大切さを見失ってしまうことがままあるのです．ですから，もう一つのキーワードは「いたわること」，つまりあなた自身と家族をいたわることを忘れないでください．

　変化は一夜にして成し遂げられることはありません．あなたにとって，**段階的な目標を設定**し，密度や時間の面で，エディに対するケアを**少しずつ緩めていく**ことが重要です．APT の方法を使ってみましょう．定期的に，進み具合はどうか，何が良い変化をもたらしたのか，何がうまくいっていないのか，どうしたらもっとうまくいくのか，といったことを振り返って考えてみるようにしてください．

　エディの進歩を後から振り返り，フィードバックをすることは，彼女がある程度でも再び自立するために大切なことです．食事の面であれ，一人きりで過ごすことに関してであれ，自己責任を取ろうとする兆しがみえたら，たとえどんな小さなことでも，達成できたことはほめてあげましょう．ポジティブなことは忘れがちなので，何かの方法で記録するようにしてください．もしも，目標が非常に難しいことがわかったら，がんばったことに対してほめてあげましょう．より集中的なケアが必要かどうかの判断も含め，専門家と一緒に進歩を振り返ることも大切です．

B．他の家族をいたわること

　エディ以外の家族のために，十分な時間を割くのは難しいことでしょう．しかも彼らは「放っておかれている」と容易に感じがちです．さらに，あなた自身のストレスが彼らとの関係に飛び火し，あなたはますますイライラして，怒りっぽくみえるようになるかもしれません．

　患者さんのきょうだいは，正しいか誤りかは別として，病気に関するある種のイメージを抱くようになり，不合理な怒りを向けられると仕返しをするなど，望ましくない対応を行うかもしれません．あるいはエディを助けてあげられないことで，自分を責めてしまうこともよくあります．また，自分の欲求が放っておかれることに対して，怒りを感じるかもしれません．摂食障害の行動に付き合わされることを恨めしく感じるかもしれませんし，何かを達成することに罪悪感を抱くかもしれません（例えば，わざと悪い成績をとって，自分とエディの差を目立たなくしようとするきょうだいもいます．あるいは，できるだけ早く親元を離れて独立し，戻ってこようとさえしないきょうだいもいます）．

　これらの問題が生じた時は，それについて話し合うことが重要です．子供は，時が来るまで親と一緒に待たなければならないこともあるということを理解してくれるでしょうが，患者さん以外の家族にも注意を向けることは大切です．できれば，他の家族にもケアに参加してもらいましょう．きょうだいは，エディと摂食障害以外の生活とを結ぶパイプ役という，重要な役割を果たすことができるのです．例えば，一緒に映画を見に行くとか，一緒に散歩する，近所のプールに泳ぎに行く，喫茶店でお茶を飲む，あるいはその他の活動を共にすることによって，ケアに協力してもらってはどうでしょうか．

　家族みんなに，家事に参加することを勧めることで，「チームワーク」の感覚が生まれますし，例えば，お皿を洗う，部屋を片付ける，掃除をする，するべき家事について話し合う，買い物を手伝う，買い物リストづくりを手伝う，といった活動を共にすることで，会話をする機会が生じます．

　エディときょうだい，他の家族との関係が難しいまま，変わらないこともあります．きょうだいや他の家族は，それぞれ非常に異なっている人間同士なので，「どうやってもうまくいかないこともある」ということを認める必要があるかもしれません．

9. 病気に対する偏見

　心の病気は，社会的偏見の対象になることがしばしばあります．おそらく，人々がこのような問題を理解することができず，理解できないものに対して恐怖心を抱くからでしょう．前述のように，「子供が摂食障害になるのは親のせいだ」という世間一般の誤解は，あなたの対人関係にも影響を及ぼしかねません．恥や自責の念は耐え難いほど大きく，その結果，孤立したように感じるでしょう．しかし，友人やその他の人たちにも責められるのではないかと思い，心の病気に向けられた社会的偏見を鵜呑みにして，そうした人たちを避けてしまえば，「やはり親が悪いのだ」という誤解を助長することにつながるのです．

　あなたの友人のほとんどは，困った問題を相談されたら，助けになりたいと思うでしょう．しかし，あなたが抱える問題について何も話さなければ，彼らは援助の手を差し伸べることができません．一緒にお茶を飲みながらおしゃべりをしたり，ランチを共にしたり，友人のために料理を作ってあげることで，貴重な休息時間を有効に使うことができれば，ケアにあたる家族の息抜きとなるだけではなく，話をじっくりと聞いてもらう時間をもつことができます．

10. 忘れないでください

　すべてのケースに効く魔法の処方箋はありません．むしろ，病気の回復は長い時間をかけて，コーチ役のあなたがエディを導くことによって発展していくプロセスなのです．

　ケアをする人（それが家族であれ専門家であれ）はお互いに心を開いて，尊重し合い，一致団

結してケアにあたっていくことが必要となります．しかし，「言うは易し行うは難し」でもあります．摂食障害は家族間にさまざまな意見の食い違いを生み出すことがあるからです．このようにして家族間の対立をあおるという操作的態度は，エディをすっかり虜にしてしまっている「神経性やせ症のミンクス」の得意技です．首尾一貫したアプローチが大切です．さもなければ，「神経性やせ症のミンクス」があなたの家族を支配してしまうことになるでしょう．

　百年前に，ガイズ病院で多くの神経性やせ症の患者さんの治療に携わったヴェネイブルズ医師の言葉は，今でも生きています．

> 　患者は一人として治らないままであってはならない．患者は一人として死ぬようなことがあってはならない．医師は（家族も），けっしてくじけてはならず，憤慨してはならない．（中略）イライラさせられる機会はあまりに多いであろう [1]．

　穏やかさと忍耐強さは，西欧の競争社会では一般的には美徳とされていませんが，摂食障害をケアするために鍵となるスキルなのです．しかし，ヴェネイブルズ医師が指摘したような「イライラさせられる機会」に数多くさらされると，このようなスキルを発展させることは難しいかもしれません．友人や家族，自助グループやその他の精神的サポートをみつけることによって，患者さんを支えるための重要な役割を果たすことができるでしょう．また，患者さんの心理の科学的根拠を理解することで，摂食障害を悪化させないような環境を作ることができるでしょう．

> 　ローマは1日にして成らず．ゆっくりと着実に，穏やかで一貫した態度を保ちながら一致協力していけば，必ず結果をもたらします．

行動してみよう

- 家族みんなを**いたわる**ための時間をもつようにしましょう．どのような楽しい行動の計画が立てられるか，考えてください．日常を最大限に楽しみ，あなたの周りにある美しいものを愛でてみましょう．例えば，食卓に花を飾る，きれいな夕焼けを眺める，晴れた日に散歩をするなど．
- 家族以外の人たちと，できるだけ交流をもつようにしましょう．社会生活のネットワークを**育み**，周囲の人たちとの**付き合い**を大切にしてください．
- エディと一緒に時間を過ごし，彼女の「健康的な側面」を活性化させ，よみがえらせるようにしましょう．

1. 積極的に作戦を立て，ケアにあたる家族に必要な基本的スキルを確実にマスターしていくことは，効果的に患者さんをケアするためにとても重要です．

2. これは「一石二鳥」でもあります．つまり，ケアにあたる家族が受ける重圧を軽くするばかりでなく，二次的な効果として，エディが一人で困難を乗り越えていくためのお手本を示す機会をもたらします．

3. 全プロセスにわたるキーワードを思い出してください．穏やかさ，思いやり，一貫性，いたわること，コミュニケーション，そして人間関係を築くこと．

▌ 参考文献

1) Venables JF: Guy's Hospital Report 80: 213–222, 1930.

第 **7** 章

変化について理解する

はじめに

　行動を変えることは，**それがどんな行動であれ**，「今日はこれをするわ．でも，明日はまったく変えて，代わりにあれをするわ」といったように，単純に二つの選択肢を切り替えるようなわけにはいきません．私たちが置かれている状況や環境，周囲の人々の要求，変わることのプラス面とマイナス面，「変わることができる」という自信の程度に応じて，変化には数多くの段階があります．強いられると，人はうまく自分を変えられません．でも，変わることで，他の人とより良いつながりをもてるようになるのであれば，もっと興味をもてるようになるでしょう．

　どのように行動を変えるかについては，いくつかの心理学的なプロセスがあります．この章では，変化，特に人生を左右するような大きな決断と関連する変化に関する理論について，分かっていることを説明します．嗜癖や強迫行為は，とくに変えることが難しいものです．なぜなら，脳の自動処理における適応と異常が，問題の本質を見えなくすることがあるからです．

1. 変化の段階

　行き詰まった行動を変えることはどんなことであっても，複雑なプロセスです．この複雑なプロセスを理解するための方法の一つに，変化を段階に分け，それぞれの段階の背景にどのようなことがあって，ある段階から次の段階に移るのにどんなことが起こるべきかを考えるという方法があります．心理学で一般に用いられてきたモデルには，5つの段階があります．

● ステージ1：**前考慮期**

　この段階では，家族や友人がとても心配しているにもかかわらず，変化に対して抵抗し，変化の必要がないと考えています．

　この状況では，エディはたった一つの考えに凝り固まっています．つまり，「摂食障害は，何の代償も払うことなく報酬を得ることができる唯一の解決策である」というような考えです．

● ステージ2：**考慮期**

　この段階では，「二つの心の状態」の間で迷っています．変化に一歩踏み出すことのプラス面，マイナス面の間で揺れ動き，また変わろうとした場合に十分な自信が備わっているのかについて目を向けています．

　この段階では，エディには変わることの二つの側面に目を向けはじめています．（1）摂食障害がもたらす不利益やさまざまな問題に目を向けながら，一方で，（2）摂食障害がもたらす報酬に気づいていて，変わろうとした場合に立ちはだかるあらゆる障壁についても目を向けています．二つの考えの間を揺れ動き，困惑し，悩ましく思っている段階です．

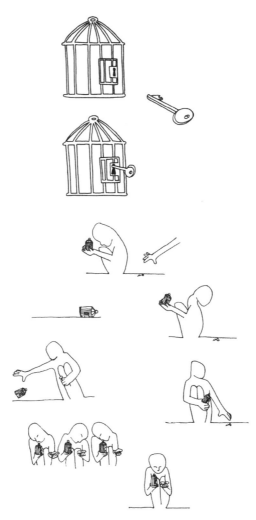

図 7-1　回復のステージ
　回復のステージ．**前考慮期**では，エディはゴールデン・ケージ（金の鳥かご）以外は目に入らず，出口に気づかない状態です．**考慮期**では，エディは変化の可能性に目を向け始めます．**準備期**では，エディは摂食障害の行動を手放す可能性を理解し始めます．**行動期**には，エディは鳥かごから飛び立つプロセスを進み始めます．**維持期，回復期**には，鳥かごから飛び立ちます．

- **ステージ3：準備期**

この段階では，変わるためのさまざまな障壁を認め，変化について熟考し始めて，少なくとも問題行動を変えようと決断がなされます．

この段階では，摂食障害を手放して前進しようと決断することで，葛藤状態を解決したいと思います．摂食障害のままでいること不利益のほうが，利益よりもはるかに大きいということを理解します．

- **ステージ4：行動期**

実際に変わり始める時期です．

この段階では，エディは変化のための支援を受けたり，変化するためのステップを歩み始めてる時期です．しかしながら，これまで押さえつけられていたものが心身両面でぶりかえしやすい時期でもあるので，進歩のプロセスは非常に不安定です．

- **ステージ5：維持期**

エディが肯定的なものだととらえていたこれまでの行動の引き金や特徴がまだ残っていて，再度ぶり返してしまうこともあるでしょう．そのため，この時期は特別な挑戦がまた必要となる時期です．

この段階は，エディがこれまでの進歩を確かなものにする時期です．しかし，摂食障害という手段を用いずに世界と新たな関係を作り上げることは時間がかかり，骨の折れる仕事なのです．

エディは，回復するまでに各段階を数回繰り返すことになるかもしれません．再発しても，がっかりしないでください．これも病気とその回復過程の一部なのです．再発を経験したり，ふりだしに戻ってやり直すことで，その度に何かを新たに学ぶことができます．この本に書かれている対処方法やスキルを続けていきましょう．また，あなたが効果的にケアを続けていくことができるように，積極的にサポートを求めてください．

2. 人はどのように変化に向かうのでしょうか？

これまで，変化の各段階の基本となる考え方を見てきました．ここで大切なことは，いつ，どのようにして，誰からサポートを得れば前進できるか，ということです．主に，次に示す二つのような状況であれば，人はより変化に向けて準備が整いやすいのです．

1. **その人にとって，変わることが重要であると感じている**．つまり，変わった場合に生じるメリットが，変わった場合に生じるデメリットを上回る．
2. **変わることができると自信をもっている**．

ここからは，変化に向けて前進することを支援するために，私たちが治療で用いているアプローチについて述べることにしましょう．家族がエディと会話する際のヒントにしてください．

　前考慮期にいる場合にするべきことは，エディに現状を変えることの重要性について考えてもらうことです．私たちはエディに，摂食障害でいることが彼女の人生に対する信念や価値観に過去や現在，どのくらいマッチしているのかを考えてもらい，問題を自覚し，そのことをじっくりと考えてもらうように促します．エディが食事や症状に対して細かな注意を向けるのをやめて，自分の人生を大局的に眺めることができるように手助けしてください．

- 彼女たちの代わりにそれをすることはできないのです．理屈で説得しようとすればするほど，彼女はますます深みにはまってしまうでしょう．エディの「摂食障害と関係ない部分」が発言権をもつ必要があります．

- ケアに当たる人が，この段階において穏やかな一貫した態度で（セント・バーナード犬のように）見守り続けて，いつでもエディの話に耳を傾ける態度でいると，それだけ考慮期へと進みやすくなるでしょう．

- ケアに当たる人が，エディに進歩がみられないために欲求不満に陥りそうになった時には，「摂食障害トーク」の声に耳を貸そうとするのではなく，小休止を取って，散歩するなどして気分転換したり，話題を変えてみるほうが良いでしょう．そして後日，別の機会をみつけて，再度トライしてみましょう．

　考慮期では，摂食障害のマイナス面を強調して明らかにし，エディが摂食障害から得ていると感じているプラスの効果を，自身や家族の QOL（クオリティ・オブ・ライフ）に悪影響を及ぼさないような，何か別の方法によって手に入れることができないか探ってもらうようにします．

- この段階では，「私は変わることができる」と自信をもてるよう，彼女たちが自信をもつように働きかけることが非常に重要です．そのためには，エディの考え方や信念に敬意を表すようにします．そして，前向きな変化を促進するような考え方に注目したり，逆に変化を妨げるような考え方に注目しないようにすることによって，プラスの方向に変化するように働きかけるのです．同時に，私たちは，エディの選択の自由を尊重し，強調します．

- この段階では，エディの困惑を少し落ち着かせるには，変化することを支持する考え方や感情，価値観を取り上げ，積極的に傾聴することに時間を取って，エディを尊重し価値判断を控えて**いたわりながら**接するようにしましょう．一方で，**変化しない**ことを支持するような考えや感情，価値観を認めながらも，できるだけ注目しないことです．同時に，変化に対するプラスの行動を認めて励ますことをできるだけ頻回に行うことが大切です．前考慮期，考慮期の段階では，認識の高まりが生じます．

　いったん，変化を**決意する**ようになると，APT の「計画し，試してみる」部分に進むことができます．食事や食べ物に関する前向きな変化へ向かうための新しい目標を達成するために，小さな行動実験を計画してみましょう．

- **準備期**の段階の人に対しては，「**どのように**前向きに変化したいか」という具体的な目標を明確にし，詳しい実行計画を立てることができるように手助けします．目標の一つとして，もっと柔軟になること，突然の変化に臨機応変に対応できるようになることが挙げられます．

　いったん**行動期**に入ると，APT を用いて双方向的に学ぶことができるようになります．新たな課題が達成できたら，それまでに成し遂げたことを振り返ってみましょう．

3. 変化のサイクルが停滞してしまう要因

　摂食障害は，長期に及ぶことが多く，治療が難しい病気です．摂食障害が時間とともに変化する様子は，雪玉が山の上から転がり下りていくことに例えられます．症状はますます大きく，重くなってしまうと同時に，坂道を滑っていくように，摂食障害の危険な習慣が形成されます．ますます摂食障害の罠にはまりこみ，不安感や摂食障害のルールが積み重なって，摂食障害が合理化されるようになり，エディにとって何らか機能を果たすようになってしまいます．モーズレイ病院では，患者さんに神経性やせ症を自分の友達とみなして「親愛なる神経性やせ症さん」宛の手紙を書いてもらっています．彼女たちは摂食障害のおかげで安心感が得られる，つまり，自分は特別な存在だと感じることができ，感情を抑えられるのです．一方で，「何かよくないことが起きている」ということを，間接的な方法で他の人に知らせるのにも役立っているのです．

　脳の飢餓状態は，消耗による機能停止状態を生み出し，融通の利かなさや頑固さ，そして人生のその時々の体験から全体像を見いだすのではなく，分析的で細部にとらわれる傾向をもたらします．摂食障害の一つことに没頭しやすい傾向は，強迫的な行動や，儀式的な行為が始まることなどにつながりますが，こうしたことにはプラス面もあります．つまり，エディが自分自身の問題やストレスフルな出来事，世間や他者との関係から生じる辛い問題から逃れたり，それについて考えることを避けるのを助けてくれるのです．実際，このことが病気を維持する強力な要因となっているのです．

気づいてみよう ！

　家族とその他の支援者は，変化の過程のさまざまな場面において支援の重要な役割を担います．ケアする人自身も変わる必要があるでしょう．急いで変えようとするのではなく，一歩下がって信頼し，エディ自身が責任をもって自分自身のスキルをも高めていくことを信じましょう．このことはケアする人にとって重要ですが，容易ではありません．なぜなら，エディが間違うことがあっても見守り，忍耐強く挫折を味わいながら，困難に立ち向かうことになるからです．

　変化への決心が揺らいでいることを見守る間，あなたはカンガルー・タイプの対応のよ

うに過保護なやり方で働きかけないようにしなくては，と考えたり，あるいはサイ・タイプの対応のように，理屈で反論し，行動を変えようとしたくなってはいませんか？

　変化のサイクルを用いてあなたの進歩を振り返ってみましょう．最初の試みはうまくいかなくても，**決して諦めないでください！　穏やかに，ゆっくりといきましょう．**

A. 変化についてのコミュニケーション

　あなたのサポートの提供の仕方によって大きな違いがあります．**図 7-2** に，起こりうるさまざまな交流のスタイルが示されています．

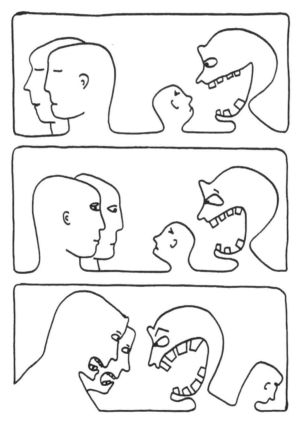

図 7-2　交流のスタイル
　摂食障害は，極端な交流のパターンを引き起こすことがあります．一番上の図は，回避／無視のパターンです．エディは摂食障害の声とともに孤立してしまう危険があります．一番下の図は，摂食障害とは関係ない部分がみえなくなってしまう危険がある，葛藤スタイルです．ちょうど良いポジションを見いだして，エディの摂食障害とは関係ない部分との対話を引き出すことは，容易ではありません．次の第 8 章（p.81）には，コミュニケーションに関するより詳しい情報が示されています．

1 回避／無視スタイル

あなたはエディと変わることについて話し合いたくない，またはできないかもしれません．エディを変えようと何かしら働きかけようとすると，それがどれだけ優しいものであったとしてもエディが動揺してしまうのは，あなたにとって耐えがたいことかもしれません．ついにはダチョウ・タイプの反応のように，あなたは問題を避けるようになってしまうかもしれません．あるいは，あなた自身も食べることに関して何か不安の種があるのかもしれませんし，あなた自身が過去に摂食障害を患っていたことさえあるのかもしれません．結果として，その行動に慣れすぎたあまり受け入れてしまったり，カンガルー・タイプの反応のようにエディに過保護にしてしまうことで，あなたは意図せずともエディの病気と共媒してしまうことに気づくかもしれません．あるいは，すべての状況で感情的になり過ぎてしまって，エディはますます摂食障害の症状に陥ってしまうでしょう（クラゲ・タイプの反応）．こうした感情は，変化についてのエディとの話し合いを複雑にしてしまいます．**こうした対応をしてしまうことによって，エディをますます執拗に摂食障害にしがみつかせ，症状を長引かせてしまうことに注意しましょう．**

2 葛藤スタイル

あるいは，**図 7-2** の一番下のように，あなたは，エディはそのうちに変わるだろうと決めつけてしまっているのかもしれません．ただやってみて，ただ食べればいいだけ，単純なことじゃない，と．**こうした衝動的，強制的に変化を求めようとする家族にありがちな問題は，エディと正面からぶつかってしまって，葛藤状況が生じ，エディがますます症状にはまり込んでしまうことです（サイ・タイプの反応）．**

3 ゴルディロックス・スタイル[*1]

理想的なポジションは，**図 7-2** の中段に描かれているものです．おかゆの温度，いすの柔らかさやベッドのサイズについて，ちょうどよいところをみつけた，ゴルディロックスと 3 匹のくまの童話を思い出してみましょう．進んでじっと耳を傾けてエディの話を聞いたり，エディの視点を理解しペースを合わせようとすることで，あなたは一貫性を保ちながら忍耐強く，エディが変化することをサポートできるでしょう．エディをせっついたり，変化へ押しやろうとするよりも，温かな態度でエディのガイド役を務め変化へと導くようなサポートをしてください（イルカ・タイプ）．

一緒に協力しましょう．摂食障害の変化についての Beat（英国の主要な摂食障害の慈善団体）の格言「それができるのはあなたひとり．でも，ひとりではできない」は，まさに真実です．

---

*1 訳者注：適切なバランスをみつけること．

4.　なぜ「心の準備度スケール」を用いるのでしょうか?

　「心の準備度スケール」は，変わることに対する心の準備がどのくらいできているかを測るのに便利な道具で，あなたが「ゴルディロックス」（イルカ）のポジションをとるのに役立ちます．あなたが問題の解決やその方法についてエディと話し合う際には，この「心の準備度スケール」を用いて質問すると役に立つでしょう．変化の段階について考えるばかりでなく，心構えの程度について考えるのに役立ちます．「心の準備度スケール」は，こうした概念を説明します．

心の準備度スケール

1	2	3	4	5	6	7	8	9	10

まったく変わりたいとは思っていない　　　　　　　　　　とても変わりたいと思っている

　心の準備度スケールを用いるその他の利点は次のようなものがあります．

- 目に見える形で進歩を振り返ることができます．「スケールによると，あなたは本当に進歩しているわ．すばらしいわね!　2週間前，あなたは2点をつけたけど，今日は4点だったわ．あなたがもっと高い点数をつけられるようになるために，私にはどのような手助けができるかしら?」
- 遊び感覚で用いながら，同時に話し合いのテーマにすることができる実践的な道具です．面と向かって話し合った場面で生じがちな緊張を避けることができます．
- 摂食障害のどのような行動や症状に対しても利用可能です．（第12章〈p.140〉，第13章〈p.180〉，第14章〈p.188〉参照）．
- スケールを用いることは型にはまったやり方にみえるでしょうが，会話を構造化することで，あなたがカンガルーやサイ，テリア，クラゲやダチョウ・タイプの反応に陥ってしまうことを防いでくれます．つまり，過度に感情的になる，エディの病的な思考を論破しようとする，といった態度を取らずに済むでしょう．
- もしも家族が，自分自身の対応に「殉教者」，あるいは動物のたとえに出てくるような要素があることに気づいたなら，そのような対応を他の対応に置きかえることや，良い方向に変化するにはどうすればよいかを考えるために，「心の準備度スケール」を使ってみてください．

　　エディは変わる心構えができていますか?　あなたは，エディの変わることに対する心の準備について，心の準備度スケールの右側の方，「行動の準備が整っている」に点数をつけますか?　あるいは，エディはいまだに**前考慮期**にいて，変わる必要はないと頑なに考えている状態ですか?　あるいは，その間のどこかにエディの点数をつけますか?

　もしも，皆それぞれの点数に大きな食い違いがあったら，困ってしまうかもしれません．特に，その食い違いについて話し合っておらず，ただ単に点数がつけられただけの場合にはそうでしょう．「心の準備度スケール」を用いることの大きな利点は，点数が目に見えてわかることです．食い違いに関して話し合った後には，不一致な点があるという点で意見が一致する一方で，皆さんがお互いの現在の見方が異なることを尊重し得るでしょう．例えば，「あなたはまだ変わるための準備が整っていないように見えるわ」などと言うことができるでしょう（**まだ**，という言葉を使うことに留意してください．「できる」という，楽観的な構えを保つことが大切ですし，「まだ」，「今のところ」，「今の見方は」，「今の段階は」など，やんわりとした言い回しを使ってみることで，感情と心の変化への扉を開ける余地を残しておきましょう）．

> 「あなたが変わるか変わらないかを決めるかどうかは，あなた次第だということは理解しているわ．でも，この病気はあなたの家族，友達関係，仕事にも影響を及ぼすし，あなたの将来にも影響するから，このことが気になるの」

5. 口に出して言うこと

　人には，**人前で声に出して言った通り行動する**，つまり，言動一致させる傾向があります．そのために，私たちは計画する上で，書くこと，視覚化すること，声に出すことをお勧めします．

　「心の準備度スケール」は，変化につながる言葉を引き出すことができるので，話し合いを始めて，いろいろな考えを聴く際に便利な道具です．変化の可能性について話しただけでも実際に変化のための行動を起こす可能性は高まるという，一般に認められた心理学の法則にもとづけ

ば，そのような「変化につながる言葉」を引き出すことは意味のあることなのです．

　摂食障害を抱えている患者さんは，「誰も話を聴いてくれない」，とよく訴えます．実際，私たちはしばしば，「摂食障害トーク」に耳を貸そうとしません．それは例えば，料理のレシピとその長所について延々と何時間も話し続けるような，あるいはスーパーマーケットでの買物の様子を，そこで買った品物の一つ一つに至るまで詳しく説明するような強迫的な行動が，明らかに何の役にも立たないからなのです．また，そのような話に時間をかけて付き合ったり，関心を向けることは，患者さんの強迫的な面をかえって強化することになってしまいます．

　しかし同時に，摂食障害と関係のない事柄や，「摂食障害を抱えた現状を変えたい」という話に対しては，じっくりと耳を傾けて話し合うことが大切です．それゆえ，食事や食べ物についての病的な会話に時折混じる健康的な話題を聞き分け，より健康的な行動へと変化する**可能性**であったとしても，これを膨らませることは，ケアに当たる家族が身につけるべき重要なスキルなのです．

表 7-1　変化のためのスモール・ステップ—「心の準備度スケール」を用いる

●まず，「心の準備度スケール」を用いて，エディに自分の点数をつけてもらいましょう．
●エディにとって変化することはどれくらい重要であるのか，変化することに対してどれくらい自信があるのか，について話をしてください．
●そして，次のように言って会話を始めましょう．「あなたがその点数をつけたことに興味があるの．なぜ，たとえば 0 点ではなくて，その点数をつけたの？」
●エディの話すことを注意深く聞きましょう．彼女に，「私ならあなたに何点をつけると思う？」「なぜその点数だと思うの？」と質問してください．エディの返答を注意深く聞きましょう．
●次に，**あなた**なら実際に何点をつけるか，そして，その理由を伝えてください．あなたが観察したエディの行動を例に挙げると良いでしょう．これらは，変化に向けた会話に役立ちます．
●エディが，「変わりたい理由」を口に出せるように，うまく会話を導いてください．あなた自身が変化に向けて説得するのではありません．**いかなる**「変化につながる言葉」も聞き逃さないようにして，その言葉を要約するようにしましょう．エディの「変化につながる言葉」をあなた自身が繰り返し言葉にして振り返ることで，その言葉は強化されます．
●本人自らが変わりたいという希望を，あるいは変わる必要があるということを口に出した時こそ，変化が起こる可能性は高いのです．このことを忘れないでください．

> 例：
> エディ「私は心の準備度スケールで 5 点をつけたわ．将来，結婚して子どもをもつことが夢だけど，この体重ではとても無理かもしれないとわかっているから」
> 家　族「あなたは将来のことが不安なのね．摂食障害から回復しないと，結婚して子どももをもつことが難しいと心配しているのね」

　エディの返答は，彼女が実際に体験している不安を反映したものであることもありますし，そうでないこともあります．エディがあなたに話したことをじっくりと考えてみることは，**あなた**

が注意深く聴いていたということの証明になるのです.

　次に，会話のテーマを「もっと高い点数をつけるためにはどのようなことが必要なのか，どのような手助けが必要なのか」ということに移していってください.

> 「もっと高い点数をつけるには，どんなことが必要だと思う？」

　この練習が終わる頃には，あなたは前向きな変化に向けての何らかの兆しが現れたことに気づくでしょう.　もしそのような兆しがみえなくても，少し間を置いた後で，もう一度，気持ちを穏やかに保ちながらトライしてください.　この場合，次のように言ってみてはどうでしょうか.「〇〇先生は，あなたの栄養状態はとても悪くなっていると思っているわ.　……もう一度，心の準備度スケールを使ってやってみましょう.　今度はあなたは何点をつけるかしら？」

　表 7-1 の手順でもう一度やってみてください.

6.　次のステップ

> 「あなたの点数が 10 点に近づくために，私に何か手助けできることがあるかしら？」

　このようにサポートを申し出ることは，変化を促すことにつながります.　そして，現状を変えるために誰かの助けを求めることや，「ひとりぼっちで闘っているのではない」ということをエディに考えてもらうきっかけになります.　あなたが優しくサポートを申し出た際，最初は断られたとしても，エディはそのことについて考えて，しばらくたってから「援助を受けたい」と言うかもしれません.　変化の可能性を逃さないために，いつでもエディの話を聴く心づもりでいてください.

　この練習は，折にふれ繰り返し行うことができますし，強迫的な儀式や嘔吐，下剤の乱用などを含め，摂食障害でみられるさまざまな問題行動に対して用いることができます.

　要約すると，「心の準備度スケール」を用いて行う練習の目的は，摂食障害について，またこの病気が現在と将来の生活に与える影響について，エディがじっくり考えるための手助けをすることにあります.　このためには，病気や変化することに対してエディが抱いている複雑な思いを理解しようと努める必要があるでしょう.　摂食障害のままでいることの利益（だとエディが考えていること）や不利益は，その多くが普段は意識されていないか，理解することが難しいものだからです.　エディの摂食障害がなぜ治らないかを理解するためには，注意深く聴く姿勢を保つことが重要です.　いつ，どこで援助の手を差し伸べればよいかタイミングをはかるためにも，エディの話にじっくりと耳を傾けてください.　そのタイミングを逃さないようにしましょう.

　しかし，「心の準備度スケール」の点数が上がり下がりすることや，変化の段階を行きつ戻り

つすることはよくあることです．このことを忘れないでください．

7.　変化を求める家族

　エディが病気と闘うことをサポートするうちに，あなた自身がカンガルー，サイ，テリア，ダチョウ，クラゲ・タイプの役に立たない対応に陥ってしまってはいませんか？　このことを自覚しているならば，エディの問題行動に対する**あなた自身**の態度にも点数をつけてみましょう．あなたのパートナー，または友人と一緒に，以下の質問についてじっくりと考え，それぞれのスケールを用いて点数をつけてください．あなたはエディが変わることに，どれくらい**関心があります**か？　あなたにとってエディができるだけ早く変わることはどれくらい**重要**なことですか？　あなたはエディが変わることを手助けすることにどれくらいの**自信**がありますか？　お互いに相手が何点をつけているのかを推測して，それがどれほど合っていたかを確かめてみるのもよいでしょう．

あなたはエディが変わることにどれくらい関心がありますか？

1	2	3	4	5	6	7	8	9	10

まったく関心がない　　　　　　　　　　　　　変わってほしいと強く願っている

あなたにとってエディが変わることはどれくらい重要なことですか？

1	2	3	4	5	6	7	8	9	10

まったく重要ではない　　　　　　　　　　　　　　　　とても重要である

あなたはエディが変わることを手助けするのにどれくらい自信がありますか？

1	2	3	4	5	6	7	8	9	10

まったく自信がない　　　　　　　　　　　　　　　　　とても自信がある

振り返ってみよう

1. 病気を患っているほとんどの人とは異なり，摂食障害の患者さんは，しばしば自分に問題があるとは思っておらず，現状を変えることを望んでいません．

2. エディが変わることに対する周囲の期待が，彼女の心の準備の程度と一致していれば，衝突や欲求不満は軽減されます．

3. 変わることそのものや，変われるかどうかに関する不安について話すための機会があり，話すようにエディが勇気づけられれば，変化が起こる可能性は高まります．

4. 楽観的な態度を保ち，エディを変えようと思って強引に働きかけすぎないようにするこ

とが重要です.

5. ケアにあたる家族や専門家が温かく，穏やかで思いやりのある対応をすれば，エディの自信は高まって，変化に向けての行動を開始し，変化を維持することができるようになります.

　この場合もやはり，**「あらゆる失敗は宝」**という言葉を忘れないことが，プラスの方向への努力と変化を促すことに役立ちます. 私たちは誰もが失敗します. そして失敗から学び，次にはもっとうまくできるようになるのです.

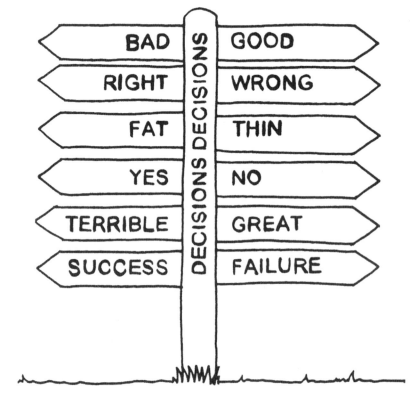

図7-3　黒か白かの思考
　黒か白かの思考は，高く極端な期待水準と関連します. 真ん中の，ちょうど良い程度から学ぶことは多いのです. あらゆる失敗は宝，ですから.

第 8 章

コミュニケーション

はじめに

　この章はコミュニケーションという重要な概念を取り扱っています．本章の最初の部分（p.81
〜87）では，コミュニケーションに自信がない人たちのために，コミュニケーションのプロセ
スと，それに関連した事柄を概説します．その後，さまざまなコミュニケーション・スキルを紹
介することにします．このようなスキルを身につけることによって，あなたは，長期的にはエ
ディを回復に導いていく能力を高めることができるでしょうし，短期的には日々の生活や家庭の
雰囲気，そして家族間の関係をより良くしていくことができます．ひとつひとつのスキルは習得
するのに時間がかかり，練習と忍耐を必要とします．ですから，すべてのことを一度に吸収しよ
うとしてはいけません．

1. コミュニケーションのプロセス

　日々の生活において，ほとんどの会話は，「今晩お茶を飲みに来ない？」あるいは「私の青い
シャツはどこ？」などのように，実用的なやりとりで成り立っています．会話中の声の調子や話
の文脈，身振りが，人間関係にプラスやマイナスに作用する可能性がありますが，ほとんどの会
話は，相手との良好な関係を築く目的で計画的に行われるわけではありませんし，ほとんどの言
葉は，実用的な観点に基づいて，あまり深く考えることなく選ばれています．しかし，実際に話
された言葉に加えて，声の調子や前後の文脈，話し手の身振りなどに加えて，その言葉がどう受
け取られたかによって，会話の結果が大きく変わってきます．さらに，特に摂食障害で苦しんで
いる人と話す際には，どんなに当たり障りのない発言でも，その人の心の琴線に触れて，予期せ
ぬ反応を引き起こす場合があります．

　摂食障害を患っている場合のように，感情が高ぶって視野が狭くなっていると，コミュニケー
ションのプロセスがうまくいかなくなることがよくあります．そのような状況に陥ったら，じっ
くりと時間をかけて不注意により生まれた不和を振り返り，できるだけ早く関係を修復しようと

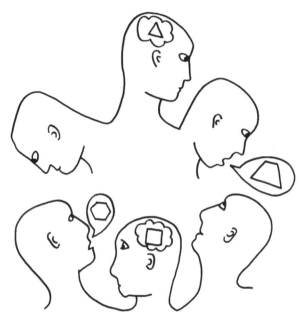

図 8-1　コミュニケーションのプロセス
人の考えは，しばしば異なった意味合いで相手に伝わります．

努めることが重要です．いつものように，あらゆる失敗は宝です．私たちは常に間違いますし，そこから学ぶことができます．

2.　コミュニケーションの第一歩

　摂食障害の患者さんを抱えている家庭では，コミュニケーションが困難になることがよくあります．エディの自信はどん底状態なので，相手の意図を誤って解釈してしまい，会話が脱線してしまいます．関心を向けられると「非難された」と解釈し，思いやりを示されると「押し付けられた」と解釈してしまうのです．リフレクティブ・リスニング（訳者注：相手の言ったことやその背後にある気持ちを，言葉にして確かめながら傾聴すること．これは動機づけ面接法の中核的な技法である．本章 p.88 を参照）を会話の中で用いるようにすると，そういった行き違いを防ぐのに役立ちます．

A.　自信をつける

　エディの自信が極端に低い場合，家族は，彼女が再び自己評価を高め「私も充実した人生を送ることができる」という信念を強くするためのコーチ役になることを心掛けるようにしましょう．エディが備えているさまざまな面，つまり能力や技術，現在と過去においてうまく達成でき

た課題に彼女が気づくように手助けしてあげてください．あらゆる機会を捉えて温かい態度で接したり，自分自身のふるまいをお手本として示すことによって，家族はエディが自分自身のことをもっと肯定的に考えられるようにサポートすることができるのです．そうすることによって，エディは自分自身をいたわることができるようになり，摂食障害を克服するために必要な情動知能を高めることもできます．

　もちろん，すべての会話を深く意味のあるものとすることは不可能です．ですが，摂食障害の患者さんをケアする際には，あらゆる機会を捉えて変化に対するモチベーションを高め，健康やQOLに悪影響を及ぼしている行動を変えようとする方向へ導くことが重要です．これは一回限りのことではなくて，ずっと継続すべきことです．道のりは長いのです．

B.　より温かく接する

　コミュニケーションスタイルは，健康的な社会生活を育むのにとても大切です．このシステムにスイッチを入れるためには，とても温かく，相手を認め穏やかに接するとともに，批判的でイライラした態度を抑えることが必要です．これは決して容易ではありません，なぜなら，摂食障害はまるで「いじめっ子」のように，周りを非常にイライラとさせるものであって，憤慨させられてしまう機会は数え切れないほどあるからです．摂食障害を患う人は脅威や批判に対して非常に敏感であることを，心に留めることが重要です．あなたとエディの間で，心遣いのあるコミュニケーションがつかの間失われることで，エディが自分自身をどう感じるかについて悪影響が生じ，マイナスの感情が爆発してしまうことにつながります．あなたの話す口調はとても大切です．優しい声色で話すことが役立つでしょう．

　あなたの表情によっても違いがあるでしょう．眉を上げてあいづちを打ち，椅子に深く腰掛けて聞くことで，オープンな気持ちであること，関心があるのだということを示しましょう．「トーキング・アイブロウ」というイギリスのコメディアン，Michael McIntyre のコメディショーは，相手の眉が上がっているか下がっているかによって私たちの解釈がどれほど変わるかをとても鮮やかに示していますから，You Tube で見てみると役に立つでしょう．

　ヒーリング効果のある会話を可能にする方法を以下にあげてみます．

- 声：声の調子と大きさは優しく，穏やかに温かく
- 立場：公平な立ち位置で，ガイドするように
- 態度：協力的で，相手の気持ちを引き出すように
- 身振り：控えめに
- 視線：じっと見つめず，ときどき視線を合わせて
- 眉：下げるよりも，やや上げながら
- パーソナルスペース：横に並んで，同じ目線で
- 表現：相手に興味を示して

● 小言をいうのは控えて，温かく微笑んで優しくハグしましょう．

C．励ましの言葉を考える

　エディが何か好ましいことをしたら，そのことについてコメントし，ほめてあげるようにしましょう．できる限り励ますような言葉を可能なときにはいつでも彼女にかけてあげてください．

　エディが進歩したことを強調するために，あなた自身の「役に立つ言葉」を考えておくとよいでしょう．最初は少しぎこちない感じがするかもしれません．だからこそ，練習が必要なのです．友達を相手にして練習をしたり，あるいは鏡の前で練習をして，必要な状況で「役に立つ言葉」がすぐに言えるようにしておいてください．

> 「……してくれてありがとう」
>
> 「あなたが……なことに気づいたの」
>
> 「あなたが……してくれるのが本当にうれしいわ」（例：片づけを手伝ってくれる，自分の部屋をきれいにしておいてくれる，洗濯物を取り入れてくれる，ごみを出してくれる，など．ほめられることなら**何でも**，たとえどんなに些細なことでもよいのです）
>
> 「あなたが一生懸命やっているのがわかるわ」
>
> 「……があなたにとってどれほど難しいことかわかっているわ（例：食事やおやつを食べること，食べたあとすぐにトイレに行くのをやめること，過食の後片付けをすること，など）．そして，どんなにあなたががんばっているかわかっているわよ」

　さらに，身振りでも愛情を表現するように努めてください．摂食障害が及ぼす悪影響を認識しながらも，エディ自身をかけがえのない存在であると思っていることを積極的に伝えるようにしましょう．エディは最初のうち，このような言葉かけに必ずしもよい反応を示さないかもしれません，なぜならそうした言葉は，「摂食障害のミンクス」が，大きな声でマイナスの自己イメージを伝えてくる否定的な言葉に矛盾するからです．

　がんばって続けてください！　時間と共に，エディはこうした言葉を上手く受け入れて，内在化していくことができるでしょう．

D．家族の役割

　家族の会話では，私たちはみんな好ましいコミュニケーションのルールを破ってしまいがちになります．例えば，相手の話の腰を折ったり，実際に話し合ってもいないのに，他の家族の反応がどんなものになるか決めつけてしまうということは日常茶飯事です．私たちは非常に忙しい生活を送っているので，お互いの話を聞く時間が取れないことも多く，話を聞くのは面倒だと思っ

てしまうのです．あるいは，「話さなくても，考えていることはわかる」「私が一番よくわかっている」と思い込んでいる場合もあります．しかし，家族の中の誰かが摂食障害を患っているなら，家族みんなが好ましいコミュニケーションのルールに従うことが必要かつ重要なことなのです．摂食障害の患者さんは，「誰も話を聞いてくれない」としばしば訴えます．ですから，あなたは**適切な方法**で耳を傾け，相手の**意図する**ことを正しく聞き取る必要があるのです．

　摂食障害がもたらすあらゆる困難に対処するために，家族はうまく運営されている委員会のメンバーのように機能する必要があります．定期的に時間をとって，**穏やかで控えめな雰囲気**でお互いに話をしてみてはどうでしょうか（ただし食事中はこのような話は避けましょう）．このような話し合いは，きちんと時間を決めて，邪魔の入らない場所で行ってもよいでしょうし，それほど改まらずに行うのでもよいでしょう．例えば，家族が皆で一緒にくつろいでいる時，日曜の朝に新聞を読んでいる時，バス停まで一緒に歩いている時，犬を散歩させている時などです．あなたの家族における適当な時間と場所をみつけ出すことはできるでしょうか？

好ましいコミュニケーションのための基本ルール

1．一度に話すのは一人だけにしましょう．

2．変化することや現状を大局的に捉えることについてエディに話す機会を与え，摂食障害のない人生についてできるだけ多く話せるように励ましてください．例：「一緒に……を見に行った旅行のことで，どんなことを覚えているかしら？」「……についてもっと聞きたいわ」

3．可能であれば，エディに話す時間を一番多く与えてください（とくに，摂食障害を乗り越えて**変化すること**が話題に上っている時には，そうすることが重要です）．普段は家族全員が話す時間を均等にもてるようにすべきですが，第7章（p.68）で述べたように，エディが現状を変えることについて話す機会をもつことができればできるほど，それだけ変化が起こりやすくなるのです．

4．同時に，摂食障害の声が摂食障害のルールについて話す機会をできる限り制限するようにしましょう．実生活上の例を示します．
「これまで話し合ってきたように，摂食障害トークに時間を費やすのは役にたたないわ．話題を変えましょう．……の時には何をするか話をしましょう」（例：おばあさんを訪ねた時に何をするか，テレビで○○の番組をみたいけど，ニックはボクシングを見たいことが分かった時にどうするか，マイクおじさんがここにきたら，犬のラスティを散歩に連れて行くけれど，その時どこに行くか？

5．一方的に自己主張したり，型にはまった意見を述べるのではなく，お互いが話していることを本当に理解しようと努めることが大切です．

6. 穏やかに思いやりを忘れず，**温かい雰囲気**で，相手の考えを**尊重しながら**話し合いを行いましょう．

7. 良い点に注目するようにしてください．つまり，どんなに些細なことでも，何かをやり遂げたり進歩がみられたら，そのことを取り上げて，ものごとをポジティブにとらえるようにするのです．

　　家族のそれぞれが話し合いにおいてどれだけの時間発言するか，話して合意しておきましょう．タイムキーパーを一人決め（一番若い人がその役をしてもよいでしょう），誰かの持ち時間が終わったら（小さなベルを鳴らすなどして）合図をしてもらってもよいかもしれません．

E. 話を聴くこと

　お互いの話を聴くことや，相手が言っていることを理解することは簡単なように思えます．ですが実際はとても難しく，技術と練習が必要です．きちんと聞いているなら，話し手に**それを示すサイン**を送らなければなりません（例：アイコンタクト，うなずく，首を振る，小さく微笑む，相づちを打つ）．きちんと聞いていることを示すために，**相手の話を要約し**，話し手が意図したことと一致しているかどうかを確かめるとよいでしょう．

- 話し手が言ったことを単に繰り返して言うだけになることもあります．しかし，そのような場合でも，テープレコーダーを再生しているだけのような印象を相手に与えずに，自分なりの言葉に言い換えて話せるならそれが一番です．

- 相手が言ったことや，相手が意図したことをあなたがどう理解しているのかを要約することは，話の内容を明確にするために役立ちます．

- 言葉の意味や理解は，人によって異なります．一方，聞き手の背景，経験，語彙とその用い方，注意力や疲労度によって言葉がどう解釈されるかが変わってきます．**誰しもが個人的な背景があり**，ある言葉やフレーズの理解は，人によってそれぞれ解釈が異なることが多いので，時には誤解を招くことがあります．

- 要約する際には正しくできているかどうかは重要ではありません．話し手の意図することと少し違ったことを言ってしまったとしても，役に立つことがあります．なぜなら，そのことによって，話し手はさらに詳しく話をして，自分の考えを繰り返し説明することができるからです．

　話を聞く際の重要な点は，あなたが喜んで時間とエネルギーを割いて，相手を理解しようとし

ていることを示すことです．これは，ただ単に聞いていることを示すだけでなく，自分が話した内容を話し手がじっくりと振り返る機会を提供することにもなるのです．言葉にしてはじめて，自分が何を考えていたのかに気づくという経験は誰にでもよくあることでしょう．注意深く聞き，聞いたことを反射してみせることで，エディは自分の考えに気づき，言葉にすることができるようになります．行動の変化は，「変わりたい」ということをどんなものであれ自ら言葉にした後に起こりやすいので，**エディに変わることについてできるだけ多く話してもらうようにしてください**．

F. 失敗は宝

　話を聞くというテーマから離れて，ここでは，摂食障害の患者さんをケアする家族にとってもあてはまるもう一つの原理について述べます．それは**「失敗は宝」**ということです．摂食障害の患者さんがもつ弱点の一つに，失敗することを過度に恐れるということがあります．そのために彼女たちは，予測可能で，失敗のない小さな世界に閉じこもってしまうのです．もしもあなたが自らの失敗を認めることを恐れず，失敗から自ら何かを学び，そして失敗から新たに学んだことに基づいて柔軟に方針転換できるということをエディに示すことができれば，それは生きていくためのとても重要なスキルを伝えていることになるのです．

G. 愛情を注ぐこと

　優しく，温かく受容的な態度で接するように心がければ，変化が促進されるでしょう．あなたはエディの摂食障害に蝕まれている病的な部分に対して，イライラしているかもしれません．しかし，エディのすべてが摂食障害という病気に冒されているのではないということを思い出してください．現時点では，深く覆い隠されているかもしれませんが，エディは摂食障害に蝕まれていない健康な心ももっているのです．彼女を病気から切り離して，一人の人間として大きな視点から見るように努めてください．できるだけ多くの愛情を注ぎ，温かい態度でケアと励まし続けるようにしましょう．

3. コミュニケーション・スキル 1：動機づけ面接法

　動機づけ面接法は，例えば嗜癖やアルコール依存の患者さんのような，自分から進んで変わろうとしない人々に対して効果的な介入を行うために開発されました．動機づけ面接法に関する書籍を章末に挙げましたので，参考にしてください[1~3]．次に示す「すべきこと」と「してはいけないこと」のリストは，動機づけ面接法で使われるスキルを形づくる数多くの治療セッションで観察された，治療者と患者の間の相互作用を検討することによって考え出されたものです．動機

づけ面接法は，モーズレイ病院での摂食障害の治療において重要な役割を担っています．

A. 以下のことをしてはいけません

- 言い争いをすること，説教すること，理詰めで説得すること
- 権威者ぶった，あるいはいかにも自分は専門家であるといった態度で接すること
- 命令すること，指示すること，警告したり脅すこと
- ほとんど一方的にしゃべること
- 教訓を垂れること，批判や説教をすること，価値判断を下すこと
- 立て続けに（3つ以上の）質問をすること
- エディに対して，「あなたには問題がある」と指摘すること
- 解決策を示したり，何らかの行動を指示すること

B. 以下のことをしましょう

- なぜ変わりたいのかをエディに話してもらうこと，彼女が抱える葛藤について話す機会を与え，理想的にはその葛藤を解消すること
- エディの心配事に焦点を当てること
- エディ自身が将来の行動を決める選択権と責任をもっているということを強調すること
- エディが状況をどのように捉えているかを探索し，じっくりと考えてみること
- 「あなたは……と感じている」「あなたは……と考えている」など，「あなたは」で始まる言葉を誰かに言われたときに，どんな気持ちになるかを考えてみること
- 定期的に要約してみること
- できるだけ温かく，愛情のある態度で接するようにすること
- 攻撃的，批判的にならないように注意すること

　話を聞くためのスキルや，動機づけ面接法は，今までにあなたたち家族がやってきたこととだいぶ異なるように思えるかもしれません．言いたいことを我慢して，すぐに助言や知識を与えないようにしたり，代わりにやってあげたい気持ちを抑えることで，欲求不満を感じるでしょう（動物のたとえを思い出してください）．家族は，エディが自分自身の考えを吟味したり，表現したりする機会をもてるように配慮してあげる必要があります．そのためには，エディの言葉に耳を傾け，その言葉をじっくりと咀嚼して彼女に返すことのできる人が周囲にいることが必要なのです．
　「**少ないほど良い（LESS is more）**」というのは動機づけ面接法の重要な考え方です．
　次の4つが動機づけ面接法の鍵となります．

- L：聴くこと（Listen）
- E：同情するのではなく共感すること（Empathy not sympathy）
- S：摂食障害に蝕まれていない健康な部分を共有すること（Share non-eating disorder parts of life）
- S：サポートすること，自信を高められるように働きかけること（Support；increase confidence）

1　L：聴くこと（Listen）

　話を聴くことによって，話し手の考えや感情を尊重しているということが伝わります．エディの話は食事と体型のことばかりに集中していますが，会話の背後にある，より深い意味を理解するようにしましょう．食事や体型についての話は，ストレスや自分自身に対する否定的な信念を象徴しているものなのです．摂食障害の患者さんはしばしば，自分には大きな欠点があり何の値打ちもない人間だ，という強固な信念をもっています．

　食事や体型に関する考えや会話の背後には，次のような信念が隠されています．

- 私は自分のことが嫌いだ．誰も私を愛したりしないだろう．
- 私には愛される値打ちがない．
- 感情を表に出すことは悪いことだ．
- 私が何かを言えば，人々は私のことを馬鹿だと思うだろう．
- 私は良い子ではない．
- 私は他の人たちと違う感じがする．
- ここは私の居場所ではない．
- 私は変わっている．
- 人生は恐ろしいものである．
- 自分の欲しいものを要求することは悪いことだ．私は他の人々を喜ばせなければならない．
- 他の人は皆，私よりも優秀だ．
- 他の人は私より運がよい．
- 私は強く勇敢でなければならない．
- 怯えたり，泣いたりするのは弱いことである．
- 私は完全でなければならない．
- 私は自分がしたことに対して罪の意識を感じなければならない．
- 私はミスをしてはならないし，助けを求めてもいけない．そうすることは弱いことだ．
- 楽しむことは悪いことだ．
- 人は信用できない．

　食事や体重，体型についての話にひきずり込まれないようにして，例えば，「あなたは動揺しているように見えるわ」などというようにしましょう．細部にとらわれず，ものごとを客観的に

眺めるスキルを示してみせてください．食事や体重，体型についての話に巻き込まれそうになったら，一歩下がって，次のように言ってみましょう．「病気のせいでいろいろ心配になって，そういう話をしているのね．あなたはとても怖がっているようにみえるわ」

　あなたが本当にエディの話を聞いていることを示すために，矢継ぎ早に質問することは避けてください．そうすることは，あなたがその場を思い通りに取り仕切ろうとしていると受け取られるだけです．もし本当にエディの話を聞こうとするなら，一つか二つの質問をするだけにしてください．そして，もっと話すようにエディを促し，彼女が話したことを要約して，話の内容を明確にするようにしてください．

2 E：共感（Empathy）

　共感とは，他の人の身になって考え，ものごとをその人の視点から眺めて，その人の情緒的な反応を理解しようとすることです．同情ではなく共感するようにしてください．同情となると，それはエディが主体性をもたず弱々しい犠牲者である，ということを意味してしまいます．エディが積極的な役割を果たし，強迫的な不安に立ち向かうための勇気とスタミナを得ることができてはじめて，この病気を克服することができるのです．

　共感とよく似た概念になりますが，思いやり（Compassion）を込めて話すことも重要です．いつから，そしてどのように変わり始めるかを決めることができるのはエディ自身だけなのです．しかし，子どもの苦悩を目にして，それに耐えることが難しい親もいます．また，それに耐えながらも，子どもの心の痛みを軽視してしまい，「くだらない！　あなたがどんなに賢くてかわいいか考えてごらんなさい．あなたが役立たずだなんて，そんなことがあるはずないじゃないの！」などとうっかり言ってしまう親もいます．このような発言は皮肉にも，「私は拒絶された」，「私の気持ちは無視された」とエディに解釈されてしまうかもしれません．

　摂食障害を感情の病だと考えて，エディの気持ちや体験，ものの見方を理解しようとするのは重要なことです．摂食障害の病的な思考について理屈で議論しようとするのではなく，情動知能を駆使してエディをコーチするようにしてください．すなわち，エディが何らかの苦痛な体験をしたときに，その痛みを感じながらも，勇気をもってこれを乗り越えていくことができるように励ますのです．エディが壁にぶつかる体験や痛みから逃れることを手助けしてはいけません．彼女が，ときには目標を再考しながらも，その目標に向けて進み続けることができるようにサポートしてください．

3 S：共有とサポート（Sharing and Support）

　温かく愛情に満ちた支援的な雰囲気が，摂食障害を克服するための鍵になります．しかし，ケアにあたる家族は，患者さんから敵意を向けられたり，拒絶されることがしばしばあるので，このような雰囲気を維持することは難しいことが多いです（エディは世の中全般に対する惨めな感

情を表現しているのだということ，そして，あなたはその場にたまたま居合わせているにすぎないのだということを心に留めておくと役に立つでしょう）．

　摂食障害とは関係のない活動を共有してください．例えばジグゾーパズル（楽しく過ごした時間の写真を使ってジグゾーパズルをつくっても良いかもしれません）や織物，絵画，クロスワードパズルやトランプ，ボードゲームなどの一緒に遊べる趣味などです．もしくは，本や詩を一緒に読んでもいいですし，ラジオのクイズ番組を聞くのも良いでしょう．両親やきょうだい，その他の家族，そして親しい友達や親族は皆，このような活動において重要な役割を担うことができます．

C．動機づけ面接法の指示的な側面

　LESS で表される原則に加えて，動機づけ面接法はまた指示的な側面ももっています．つまり，摂食障害がエディのアイデンティティの一部となってしまっている現状と，彼女のより深いところにある理想，価値観，将来の希望との間にある矛盾に目を向けるように促し，自問自答させることによって，変化に向けての心の準備ができるようにエディを手助けするのです．第7章（p.68）は，このことを取り上げています．

4．コミュニケーション・スキル2：会話の罠に取り組む

　私たちは「気休めを与える」という罠に陥ってしまいがちです．例えば，エディから，次のような体型に関する質問をされた場合です．「私は太ったりしないわよね？」「食べるのを止められなくなったりしないわよね？」「その料理に油を使わなかったわよね？」

　摂食障害の患者さんは非常に不安な状態にあります．そして，家族が安心を与えてくれるものと期待しています．エディに絶え間なく気休めを与えることが問題となる理由は次の二つです．（1）気休めを与えても，不安が軽減するのは一時的であり，疑念や不安がすぐに激しくなってしまうこと，（2）気休めを与えると，エディは恐れや疑いの心をコントロールすることを学べず，依存的な人間関係にとどまってしまうこと．つまり，エディは不安の軽減を求めて，自分の考えを確認するために人に頼るようになります．このような状況では家族は，カンガルーの親が子をお腹の袋に入れて守るように，エディに気休めを与えて保護し続けることになってしまいかねず，その結果，摂食障害の症状はますますひどくなるでしょう．

　食べ物や体重，体型，否定的な考えを細かく長々と議論するのは，役に立たないばかりか，むしろ有害です．そういった考えを単に正当化してしまうだけです．議論の罠に陥らないように，うまく対応しましょう．食事や体重に関する話にうまく対応するための例を挙げてみます．

　「摂食障害のことで不安が強くなっているように思えるわ」

「怖がっているように見えるわ」

「それは，摂食障害という病気があなたに話しかけている声なのよ」

「勇気をもつのよ．ずっとは続かないわ」

「もし私があなたに気休めをいうと，あなたの不安はますます強くなるそうよ．この前，本で読んだの」

「もし私が食事や体重の話に加わったら，あなたの摂食障害をますます悪くすることになるわ」

「私は食事やカロリーについて議論はしないわよ．話題を変えましょう」

「前にも言ったように，摂食障害という病気の声の言いなりになるのは有害なことなのよ」

「食事や体重，体型について5分間だけあなたの話を聞くわ．でも，今日はそれだけよ」

「あなたは，現状を変えることに対して，戸惑っているように見えるわ」

5．コミュニケーション・スキル 3：「心の理学療法」

行動してみよう

　摂食障害にまつわる事柄にばかり関心が向かい，狭くなっているエディの視野を広げて，客観的なものの見方を養うためには，「心の理学療法」，つまり**ゲームやその他の活動**を用いてトレーニングを行うことが役に立ちます．例えば，興味をそそるような新聞，雑誌の記事をもってきて，その記事の要点は何かを話し合ったり，トランプやボードゲームをするのも良いでしょう．図表や写真について話し合うことは，建設的な会話をするために役立ちます．

　一歩後ろに下がって大きな視点からものごとを見る練習として，ニュースの見出しやテキストを作ってみると良いでしょう．いろいろと想像を巡らせて，楽しいゲームを考え出してください．

　脳機能のもう一つの側面として，適応能力が挙げられます．摂食障害とは無関係な活動を家族で一緒に行うことによって，家族やエディの毎日におけるエディの「計画的な柔軟性」を高めることができれば，変化を受け入れるようなアイデンティティが育っていくでしょう．あなたの家庭で，ものごとをいろいろと違ったやり方で行うためにはどうすれば良いでしょうか？　治療場面では，患者さんが何かを決める場合に，サイコロを振る，くじを引くといった方法を用いて偶然性にゆだねることによって，柔軟性を高める訓練をするように勧めます．これをゲーム形式で

行ってみてもよいかもしれません.

　柔軟性を高める練習は, まず食事以外の生活の領域で実行するほうがよいでしょう. 例えば, 仕事場へ行くのに, いろいろな道順で, 時間帯を変えながら行ってみる. いろいろな服, 帽子, スカーフを身につけてみる. いつもと違ったテレビやラジオの番組を見たり聞いたりしてみる, などです.

　そして, その後で食事に関係する領域に取り組んでいくのです. 例を挙げてみましょう.

> 　ジェーンは朝食にイチゴしか食べなかったのですが,「物真似ゲーム」をすることにして, 彼女の母親が食べているものを一緒に真似して食べることにした.
>
> 　スーザンはいつも同じ時間に, 同じ場所で, 同じおやつを食べていましたが, どこに出かけていようと, おやつの時間には 1 時間以内に何か食べるものをみつけて, それを食べることにしました.
>
> 　トムはこれまではおなじ種類のおやつしか食べていなかったのですが, 7 種類の封筒にそれぞれ異なったおやつを入れておいて, 1 週間の間毎日それをランダムに選んで食べてみるようにしました.

6. コミュニケーション・スキル 4：雰囲気

　家族ができることでもっとも重要なことの一つは, **家庭を温かい雰囲気に保つ**ことです. そして, 批判や敵意といったネガティブな感情をできるだけ少なくすることです. 問題となる食行動と, それがエディや家族にどのような影響を与えているかについて否定的な意見を言うときには, **穏やかに**, そして**優しく**言うことが重要です. 直接非難するのではなく,「私は……と思う」「私は……と感じる」などと一人称の形で話すとよいでしょう.

　第 5 章で述べたように, 多くの援助者, 特に親は, 患者さんを守ることができなかったと感じて自分自身を責めてしまいます. 摂食障害に関する時代遅れのテキストブックには, 不幸なことにこのような罪責感を助長するような内容が含まれていることさえあります. 罪責感はなんの助けにもならないものですし, 実際, それはまちがったものです. さらには, そのような罪責感は不安や抑うつを引き起こすことがある, 危険なものなのです.

　次のような感じ方は, ネガティブな感情を引き起こす原因となることがよくあります.

A. 恥ずかしさとスティグマ

　拒食症の症状は誰にでもすぐに目に見えてわかるため, 子どもを養育するという親の重要な役割にダメージを与えます. 家族は, エディのことを気にかけていない, 世話ができていないと,

言い換えれば不適切で情けない親だと他人から不当に判断されているかのように感じて，罪や恥を感じます．そして部外者の中には実際に，エディの存在は子育てが失敗していることの分かりやすい証拠だと考えている人もいます．このような間違った考えを修正してください．摂食障害には，たった一つの引き金や説明などはないのです．この本に書いてあることを説明して，批判をしてくる部外者に対して摂食障害についてもっと学ぶように勧めてもよいですし，この本を貸して読んでもらってもよいでしょう．

B．怒り

　家族は，この病気はほんの一過性のもので，簡単に治るものだと考えてしまうかもしれません．そして，治療がはかどらず，短期間で効果がみられないと，怒りや欲求不満が込み上げてくるかもしれません．あなたが常にベストを尽くしてきたと思っており，エディの状態が良くなるところだけを見たいと思っているなら，エディが頻繁に怒りや敵意を爆発させることに対して（これらはすべて病気の一部なのですが），あなたは当然，ネガティブな反応を起こしてしまうでしょう．このような罠にはまってしまって，病気の症状に巻き込まれないようにしてください．穏やかな態度を保ちましょう．真正面から対決してしまい事態を悪化させるのではなく，必要ならば小休止をとるようにしましょう．

C．恐怖

　家族は摂食障害の身体的なリスクにとてもはらはらして，「エディの体は大丈夫なのだろうか？」と不安を抱きがちです．またエディは，リストカットや大量服薬といった方法で，自分自身を痛めつけるようなことをするかもしれません．エディの安全を考えると，あなたは恐ろしくなることでしょう．まず，エディの医学的リスクを正確に評価してください（第3章〈p.31〉参照）．そして，落ち着いて，しかし，断固として，かかりつけ医やその他の専門家にその事態に対処するために必要な援助を求めてください．

D．喪失感

　エディの将来に関するあらゆる期待は，再検討を要するでしょう．彼女がこれまでの人生で味わった悲惨な出来事や失ったもの，そしてこの病気が家族全体に与えた影響について考えると，家族は絶望的な気持ちになることでしょう．一日一日，エディとの関係を築き，強めていくように努めてください．定期的に進歩と変化を再評価してください．どんなに小さなことでも，前向きな点に目を向けるようにしましょう．

7. コミュニケーション・スキル5：情動知能

　家族は，エディをケアして安心感を与えたいと思うものですが，ネガティブな感情が渦巻いている中で，エディへの愛情を示すことは容易ではありません．しかしながら，自動的かつ短絡的に，怒りやみじめさ，失望，悲しみ，心の痛みといった強烈な感情を，そのまま相手に爆発させてしまうことは，前向きな変化に向かう状況を作るという観点からは，とても有害なものです．このような感情を抱くこと自体は悪いことではありませんが，あなたがそういった強烈な感情に振り回されているのをエディが見ることは，彼女に悪い影響を及ぼします．**摂食障害の患者さんに生の感情をそのままぶつけることは，有害となりえるのです．なぜなら，彼女たちは情緒的に脆弱な状態にあり，生の感情をぶつけあうことに対して自信がないと感じているからです．**

　ケアにあたる家族は，「情動知能」を駆使するお手本となるとよいでしょう．これは，感情面での反応についてじっくりと考え，これを理解し，そこから新たに出発することができるということを意味します．治療スタッフの場合は，このためにスーパービジョンを受けることになります（つまり，経験豊富な先輩からの助言によって，状況を客観的に眺められるようになります）．

　家族の場合は，その状況から一歩身を引いて距離を置き，何が起こっているのか他の人に相談することになるでしょう．

行動してみよう

- 摂食障害によって家族間に引き起こされる強い情緒的反応を処理し，理解しようとすることが重要です．可能であれば，スーパービジョンに似たようなことを，友人や親戚，他の患者家族と一緒に行ってみてください（近くに自助グループがなければ，自分たちで始めてみてはどうでしょうか）．信頼できる賢明な友人と一緒に，あなた自身の感情，考え，態度，欲求を検討してみましょう．また，喜びだけではなく問題も分かちあってください．そうすれば，その友人は，今度は自分自身が困難な状況に陥ったとき，「私も同じようにすればよいのだ」と思うことでしょう．他の方法として，問題に対するあなた自身の考えを書き留めてみるのもよいでしょう．そうすることによって，自分の感情をもっと詳細に探索することができるはずです．書き留めた考えを，後日他の人に読んでもらってもよいでしょう．日誌をつけることは，できごとや考え，感情，反応を記録するための良い方法です．後でどれだけ進歩したかを振り返るときにも役立ちます．

- モーズレイでは，家族の皆さんたちと一緒に問題に取り組む際には，彼らに「神経性やせ症を患う家族と暮らすということは，どういうことなのか」というテーマで作文を書いてもらっています．そして，後でそれを読み合わせて，その意味をじっくりと考えてもらうようにしています．作文に書かれた感情やその背後にある意味を解明し，そして，

それが正しい現実認識にもとづいているかどうかを検討することによってはじめて，そうした感情にどのように対処すればよいかを決定することができるのです．わざわざ時間をとってそういった事柄を書き留めることで，なぜ，どのようにして，どんなふうに自分自身が感情的になってしまったのかを理解するのに役立つのです．温かい眼差しであらゆる側面からものごとを見ることができる観察者の立場をとり，自分自身の考えをじっくりと振り返ることができたなら，これから進むべき道もよくわかるはずです．

● エディが感情を爆発させ，それに対してあなたがカッとしてしまう場合のような，情緒的に短絡的な反応をしてしまいそうな状況に備えて，いくつかの言い回しをあらかじめ考えておくようにしましょう．これは自分ひとりででも練習できますが，親友，家族を相手に練習するのもよいでしょう．そうすれば，必要なときにいつでも使えますし，一歩下がって，事態を沈静化するのに役立ちます．以下はその例です．
「その問題を話し合うのは，今はやめたほうがいいと思うわ．後で，私たち二人ともが落ち着いたときに，また話し合いましょう」
「思っていることをお互いにすべて言ったわ．だから，私は……するわね」
「私は今とても興奮していて冷静に考えられないの．また後で話し合いましょう」

8. コミュニケーション・スキル 6：ルール作りと限界設定

摂食障害という病気のために，家庭内でのルールが崩壊してしまい，もう一度作り直さなければならなくなっているかもしれませんね．この病気の要求に取り組んでいくためには，今までと違った新しいルールを考え出し，皆の合意を得たうえで運用する必要があるでしょう．例えば，他の家族の朝食がなくなってしまうといけないので，食料を全部食べてしまわないこと，キッチンを独り占めしないこと，夕食のメニューや調理法を細かく指図しないこと，といったルールです．

では，エディの病状が明らかに悪い時は，**どうやって限界設定をすればよいのでしょうか？**あるいは，エディの過食嘔吐か恥ずかしく嫌なものだと感じられて，こうした行動と向き合いたくないときにはどうすれば良いのでしょうか？

家族の一員が病気になると，それがどのような病気であっても，家庭内のルールはしばしば変わらざるをえなくなります．慢性疾患の場合は特にそうです．摂食障害は，数ヵ月あるいは数年の単位で続く病気なので，長期的に守ることができるルールが必要です．したがって，家族の間で，エディのどのような行動は受け入れることができるのか，あるいは受け入れることができないのか，という点についての限界設定が必要なのです．限界設定は，明確で，一貫性のあるものでなければなりません．何が受け入れられ，何が受け入れられないかについて，家族全員で膝を

交えて話し合うことができれば，非常に効果的です．「はじめに」で紹介したキーワードを思い出してください．

> - 限界設定はぐらつかないで，**一貫性**を保つ必要があります．
> - ルールと限界設定について話し合う際には，お互いの意見を尊重して，**穏やかに**話し合うように努めましょう．
> - 進歩があったら，これを見逃さず，ほめてください（**いたわる**）．
> - もしも，エディがルールを破ってしまったなら，「摂食障害を克服することは確かにとても難しい．しかし，また頑張れば，この次はきっとうまくいく」ということを彼女に伝えてください（**思いやり**）．
> - あなたが嫌っているのは摂食障害という病気に基づく行動であって，エディ自身ではありません．エディのことは変わらず愛しているのです（**愛情**）．このことを思い出してください．

A. コントロールのバランス

　摂食障害の患者さんのさらなる問題は，彼女らの同一性の感覚，自己価値観が非常に低いことです．そのために非常に脆く，幼く見えます．一方で，摂食障害によるいじめは強烈です．したがって，摂食障害と関係のないアイデンティティを出現させるために一歩引き下がることと，摂食障害によって脅されることとの間でバランスを取ることは，綱渡りのような状況なのです．もしもあなたが，過度に支配的な態度で説得しようとするやり方で会話すると，小さな自己効力感は抑えられ，いじめっ子のほうが優勢になるでしょう．エディの健康な自己感の芽生えを育むためには，一歩下がって非専門家のような素直な態度をとり，エディの真の自己と会話する必要があります．しかし，怒鳴られたり，摂食障害のいじめっ子にコントロールされている時には，あなたは，穏やかではあるけれども断固とした，積極的な働きかけをする必要があります．

　これは決して容易なことではなく，綱渡りの綱から滑り落ちてしまうかもしれません（専門家にとっても，とても難しいことです）．ですが，温かい態度は常に必要ですし，少しはやりやすくなるでしょう．後から学んだことを用いて，これらの試みについて考えてみましょう．

B. さまざまな問題とその解決方法

振り返ってみよう

　1. あなた自身の現状における適切な限界設定について考えてみてください．エディを保護

するためには，どのような限界設定が必要でしょうか？　これを行うためには，どのようにすればよいでしょうか？　まず，あなたと家族皆の考えが一致していなければなりません．また，ルールを長期的に守っていくためには，お互いにどのような手助けが必要なのかを考えておく必要があります．摂食障害の行動によって引き起こされる感情やさまざまな問題について十分に時間をかけて話し合い，できれば，意見を一致させて取り組んでください．

● 一人で世話をしている人の場合：自助グループや電話相談によって，同じような経験を有する人たちと話をすること，あるいは，支援してくれるかかりつけ医，看護師，親しい友人などは，一人でエディの世話をしていて，自分一人で問題に対処しなければいけないことが多い人にとって特に助けとなるでしょう．

2.　家庭内のルールは，それぞれの家庭によって異なります．あなたの家庭のルールはどのようなものですか？　家庭生活についてできるだけ多くの側面から考え，日常的に皆が了承しているルールや，摂食障害によってそのルールがどのような影響を受けてしまったのかについて思い出してみてください．例えば，誰が料理を作りますか？　皿洗いは？　トイレの優先権は誰にありますか？　実行可能なルールを作るようにしてください．一つ一つのルールが**どうして**必要なのかをエディや他の人間（家に訪れる友達や家族）に説明することができますか？　論理的に正しい説明である必要はありませんが，ルールを作るのであれば，やはりそれなりの理由が必要です．

行動してみよう

　エディと話し合うために，家族皆で話し合いの時間を確保してください．話し合いでは，家族皆がそれぞれ抱いている気持ちや希望について発言するだけでなく，エディ自身が家族からどのようなサポートを受けたいと思っているのかを話してもらうようにしましょう．話し合いでどのような問題を取り上げたいかを考え，準備をするための時間を全員がもてるように配慮して，日時を設定してください．

　話し合いでは，以下のような考え方やルールが役に立つでしょう．

● 感情的になってしまい話し合いが脱線することを防ぐために，家族の友人にも加わってもらい，レフェリー役をしてもらいましょう．

● 全員が順番に話せるように配慮してください．これはレフェリー役や議長役をする人の役割になります．

● 一人当たりの話す時間を決めておいてください．1つの議題について最長 10 分くらいはどうでしょうか．家族の中で一番若い人をタイムキーパー役として，最長 10 分間の各自の持ち時間が終わると合図をしてもらっても良いでしょう．

- 話が遮られて中断したら，落ち着いて，**全員**が順番に話すというルールを思い出すようにしましょう．
- 以下のようなステップを踏んで発言するようにしてください．

ステップ 1：自分の気持ちや考え，態度を説明する．

ステップ 2：他の人に何かをしてほしいかを説明する．

例えば，娘の医学的リスク（第 3 章〈p.31〉参照）が非常に高いため，心配でたまらなくなっている親の一人は，こう言いました．「あなたの健康状態を考えるととても心配だわ．私は，毎週看護師さんに測ってもらうことであなたの体重がしっかり増えていることを知りたいし，あなたの医学的リスクの状態を定期的に評価してもらっていることが知りたいの」

C．意見の食い違い

　意見の食い違いで話し合いが決裂しないように，思っていることを上手に表現する方法を考えてみてください．家庭内や集団でのコミュニケーションでは，何ごとについても討論のようになってしまったり，衝突が生じるものです．しかし，エディをサポートするためには，敵意と誤解によって話し合いが脱線しないようにすることがとても重要なのです．敵意を剥き出しにして相手を批判するのではなく，温かく安心できるような雰囲気を作ることが必要です．一方で，波風を立てないようにと気を配りすぎるのもいけません．あなたが摂食障害に付随する問題行動をなんでも認めてしまったり，それに振り回されたりすると，エディの回復が遅れることになります．

　次のことを忘れないようにしてください．

- 激しいやり取りになってしまったとしても，それは必ずしもまったくの失敗というわけではありません．穏やかな態度を維持するように努めて，あなたが重要だと思うことを繰り返し話し，その後で，話題を変えてください．
- もしも，話し合いがお互いを傷つけるようなものとなってしまったなら，できるだけ早くそのことに気づいて，話し合いを速やかに終わらせるようにしてください．平静な状態に戻ってから，再びその問題を話し合うようにしましょう．
- もしも，少し考えてみた後で，あなたの対応が良くなかったと思ったなら，非を認めて謝るようにしてください．例えば，「よく考えてみたけど，私がいけなかったわ．ごめんなさい……」と自分の過ちを認めることができれば，相手に対して，「誰でも時にはまちがいを犯すものだし，時にはまちがいを犯しても大丈夫なんだ」という重要なメッセージを送ることができます．
- できる限りの努力をしたにもかかわらず，感情が高ぶったままであるなら，いったんその話

し合いを休止して，皆が再び落ち着いたときに再開する必要があるでしょう．15分間の休憩をとった後に再開しても良いし，翌日に再開するのでも良いでしょう．いつ再開するかは，皆の意見を聞いて決めてください．

D. 医学的ルール

家庭内のルールだけでなく，「医学的ルール」は摂食障害において同じくらい重要です．第3章では，医学的リスクについて解説しました．このような話し合いは，今後起こりうる事態に備えて行われることもあるでしょうし，あるいは，現時点のエディに必要なため，緊急に行われることもあるでしょう．もしも今後に備えての話し合いであるなら，率直で誠実な態度で話し合いに臨んでください．そうすれば，今後，医学的に危険な状態に陥ることを避けるためのエディのモチベーションになるでしょう．

● もしも，現時点での医学的リスクや再発のリスクが高いなら，家を離れて大学生活を始めるようなことはしないほうが良いでしょう．
● 医学的リスク高い場合は，車の運転は控えたほうが良いでしょう．

E. 新しいルールを採用する

新しいルールを採用しようとすれば，エディは，「私を支配しようとしている」と言ってあなたのことを非難したり，脅したりするかもしれません．そのような状況では，あなたの考えや感情を，**穏やかに，一貫した態度でわかりやすく説明して，言い争いに巻き込まれないようにしましょう．**これを何度も繰り返す必要があるかもしれません．エディに話し合いの本題を思い出してもらうようにして，**穏やかな口調であなたの希望を繰り返し話すようにしましょう．**

あなたは，エディの言うことをできるだけ認めたり，ほめたりしながら，彼女が新しい行動を身につけることができるようにコーチする必要があるかもしれません．以下はその例です．

> 「私は，あなたが他人の気持ちを無視するような人間だと思っていないわ．私はあなたに……してほしいのよ」

9. コミュニケーション・スキル7：好ましくない考えを修正する

効果的なケアをするためには，自分自身の気持ちについて，じっくりと冷静に振り返ってみることが不可欠です．特に，あなたが摂食障害に対して怒りや不満を抱いている場合には，しばしばエディやその他の家族に対しても好ましくない感情を抱いてしまったり，その感情のままに対

応してしまうことにつながることが多いので，これはとりわけ重要なことです．

　このような気持ちや考え方は，楽観的にものごとを考え，思いやりの心をもつことによって，ポジティブな方向へと再構築することができるでしょう．そうすることによって，家庭内に，絶望的で破壊的な雰囲気ではなく，温かい，癒しの雰囲気が醸し出されることになります．摂食障害に対して怒りや不満を感じることは，エディとの関係を損なうだけでなく，あなた自身のエネルギーをも枯渇させてしまうのです．その結果，エディは，あなたとのコミュニケーションがうまくいかないのはすべて自分のせいだと思ってしまい，罪悪感を感じることになるでしょう．そのような悪循環は，**あなた自身がそれを打ち破らない限り**，ずっと続くことになるのです．

　好ましくない考えを修正するのは簡単ではありません．これを実行する際には，自分自身の進歩を振り返るようにしてみると良いでしょう．できれば，親しい友人や専門家と話し合いながら行うようにしてください．自分自身の考えを振り返り，それについて他の人と話し合い，あなたがおかれた状況で何が問題なのかを明らかにし，前述したような悪循環の罠に陥らないように気を付けることによって，好ましくない考えに影響されることを避けることができるのです．

　効果的にエディをサポートするために，どのようにしてあなたの考えや不安な気持ち，発言を修正すればよいか，その例が**表 8-1** を示しています．

表 8-1　好ましくない考えを修正する

エディの行動や性格についての好ましくない考え	好ましい考え
「批判的なコメント」	困難な行動に対応する際には，「最悪のこと」を考えるようにしましょう． エディが健康だった日々を思い出して，今のエディの行動は中間地点であり，よいサポートを受けながら，エディの幸せな日々が戻るという希望を表すようにしましょう．以下の反応にどのような言葉を付け足すことができそうですか？
「彼女に友達がいないのは，彼女が皆を遠ざけたからだ」	「彼女が友達をすべて失ってしまったのは，彼女の病気に彼らがうまく対処できなかったからだ」
「彼女の乱暴な言葉遣いにはぞっとする．私に向かっても乱暴に罵る」	「乱暴な言葉を使うのは，そうすることが何かの役に立っているからにちがいない．きっと『何もかも腹が立つ』と言いたいのだ」
「彼は本当のことを言ってくれなくなった」	「彼が正直でなくなったのは，この病気のせいなのだ」
「彼は何かにつけて私にけんかを売ってくる．彼はわがままだ」	「この病気は彼の考えのすべてを支配し，彼の人生をも支配しているのだ」
敵　意	
「彼女は何か問題がある．以前は朗らかだったのに，最近はびくびくして，怒りっぽい」	「彼女はとても不安そうで，イライラしている．摂食障害が彼女の朗らかさを奪ってしまったのにちが

(続く)

表 8-1　好ましくない考えを修正する（続き）

	「いない」
「彼女は私を傷つけるために……するのだ」	「彼女の病気が私をとても傷つけているのだ」
「彼女は私たちを振り回して楽しんでいるのだ．彼女のせいで家庭はめちゃくちゃになった」	「彼女が手に負えなくなったのは病気のせいだ．そのために，家族全体が影響を受けているのだ」
「彼はどれくらい私たちが混乱しているかを知るべきだ．彼は私たちのことを憎んでいるにちがいない．」	「私が混乱しているのは，彼の病気のせいだ．しかし，病んでいるのは彼の感情であって，私の感情ではない．私はできるだけ穏やかで温かい態度を保たなければならない」
過度の情緒的反応	
「エディの世話をし，彼女の人生をより良いものにするために，私は人生のすべてを注ぎ込まなければならない．私は，毎日24時間ずっとそばにいなければならない」	「私には家庭の雰囲気をできるだけ温かく穏やかなものにする義務がある．自分自身や家族をリフレッシュさせるために，私には，少し休養が必要だ．そうしないと，皆が疲れ果て，怒りっぽくなってしまう」
「彼女は，食べ物をとても怖がっている．夫に，彼女に対して厳しく接してもらい，少しだけ食べるように言ってもらうことなど，とてもできそうにない」	「すべての生き物にはルールがある．私たちは生きるために食べないといけない．もし，彼女が自分自身で栄養状態の管理ができないのなら，私たちが代わって管理しなければならない」
「彼女の生活ができるだけ楽になるように，できる限りのことをしなければいけない．彼女は繊細で感情的なので，もし何かうまくいかなかったり，予期せぬ出来事が起こると，対処できない．私がずっとそばにいることが最善の策だ」	「私たちは彼女が柔軟で適応的になれるように手助けしなければならない．彼女はいろいろなやり方やルールに対処できるようになる必要がある」
「彼は潔癖すぎる．彼が強迫的な儀式を早く終わらせることができるように，キッチンを一人で使わせてあげないといけない」	「エディの強迫行為に協力しないようにすることが重要だ．協力すれば，強迫行為をますます煽ることになるからだ．キッチンは皆の場所だから，ひとり占めにさせるべきだはない」
大げさな反応	
「彼女のしたことを見ると，とても辛くなって，いつも泣きたくなる」	「彼女がしたことを見るのはとても苦痛だ．しかし，私は彼女のために強くならなければならないし，回復を助けるためには，穏やかさを保たなければならない」

10.　コミュニケーション・スキル8：変化と進歩について話し合う

　摂食障害の患者さんで，「行動期」と呼ばれる段階にいる人はまれです（変化の段階については，第7章〈p.68〉を参照）．このことはつまり，エディを「前考慮期」や「考慮期」から前進

させて，自分の問題行動を認識させ，エディの意志の力が前向きな変化へと向かうよう準備させるためには，膨大な努力とエネルギーが必要であることを意味しています．したがって，理屈で彼女を説得しようとしたり，正面から対立する（サイ・タイプの対応）のではなく，彼女の複雑な気持ちを受け入れることが大切です．そのような複雑な気持ちは摂食障害による症状の一部でもあるのです．

　変化と進歩について話し合うための参考になるように，会話の切り出し方の例を以下に挙げてみます．変化に向けて進もうとするなら，できるだけポジティブに考え，結果よりもその過程に注意を向けるようにしてください．

「スー，あなたはよくがんばって……したわね．うれしいでしょう？」

「ピーター，……するのはとても大変なことだったでしょう？」

「ジェーン，私たちは……という目標を立てたけど，少し楽観的過ぎたかもしれないわね．でも，『失敗は宝』ということわざを思い出してみてちょうだい．失敗からどんなことを学べるかしら？」

行動してみよう

　あなた自身のおかれた状況で，問題を引き起こしているエディの行動を思い浮かべ，それに対する言い回しを考え出すようにしてみてください．

　エディには，常に自分自身の人生を決定する権利があること，そして，あなたはエディの意思を尊重するということを強調するようにしてください（たとえ，あなただったら彼女と同じ選択をしないだろうと思ったとしても．そして，その選択を十分に理解できないとしてもです）．

　限られた選択肢を提示するようにしましょう．

「それはあなた次第よ．もし映画を見に行くなら，出かける前か，戻ってきてから夕食とおやつを食べなければならなくなるわ．あなたが映画に行かないなら，いつもの時間におやつを食べることができるわ．どちらかに決めないといけないわね．これは，何を選び，何に妥協するかという問題なのよ」

　あなたは，あれもこれもできるかもしれないし，別のこともできるでしょう．言い換えると，活動する前後に食べることもできるし，普段通りの時間に食べることもできます．ですが，人は誰しも，食べる必要があり，他の選択肢はありません．

　ちょっとした言葉が重要な意味を帯びる場合がよくあります．エディが摂食障害に対して抱いている複雑な感情を明確にするために，使うべきキーワードは，「でも（しかし）」

ではなくて，「**そして**」です．「**でも（しかし）**」を使うと，話し手の価値判断がかなり入っているように受け取られます．次の例を参考にしてください．

「あなたの中の一部分は……と言っているのね．**そして**，あなたの中の別の部分は……がしたいのね（例：摂食障害に冒されていない生活）」

「一方では，あなたは……と思っているのね．**そして**，もう一方では，あなたは……」

「今，あなたが自分自身のことや摂食障害について考えてみたとき，あなたは……と思うのね．**そして**，もっと広い視野で考えてみると……」

「現在のことに絞って考えてみると，あなたは……．**そして**，人生全体について考えてみると，あなたは……」

　「**今は**」，「**今のところは**」，「**現時点では**」という言葉を使うと，変化することは実現可能なのだという印象を，エディに与えることができます．このようなちょっとした言葉が，彼女を極端な思考から現実的な思考に引き戻してくれるのです．

「あなたは，**今のところは**……について心の準備ができていないのね」

「**現時点では**……することは難しすぎると考えているのね」

　エディの考えを尊重しながら，援助の手を差し伸べてください．ただし，具体的なアドバイスを与え過ぎたり，代わりに解決策を考えてあげるなど，干渉しすぎてはいけません．

「……について一緒に話し合いたい／考えてみたいと思うのだけど．いつが都合がいいかしら？　今でもかまわない？」

「あなたを助けたいのよ．私にどんなことができるか教えてちょうだい」

　楽観的な調子を忘れないようにしましょう．

「明日はまた新しい一日が来るわ．くよくよしないで，明日またトライしましょう」

「明日はきっとうまくできると信じているわ」

「あなたがトライしてみたということが，私はうれしいの．つまり，それによって，私たちは何かを学んだということになるのよ」

　エディをサポートして，励まし，モチベーションを高められるような機会を逃さないために，役に立つ言い回しをあらかじめ考えておいて，これを練習しておくようにしましょう．

　私たちは，あなたが以下のような罠に陥らないことを願っています．

1. 家族の経験や行動を無視したり，批判したりすること．

2. 家族の気持ちや関心について真剣に考えないこと．

3. 家族が誰も賛成していないのに，「この問題に対する自分の考えは正しい」と主張すること（お互いの意見の違いを認めたほうがよいでしょう）．

4. 人の話を聞こうとしないこと．

5. エディの世話で疲れ果ててしまい，他の家族の世話をしなくなること．

6. 摂食障害の行動に関して，エディを安心させるために気休めを言うこと．

7. エディの能力を認めようとせず，ほめるべきところでほめないこと．

8. 前もって相手の許可を得ることなく，アドバイスを与えること．

9. 病気の回復に向けて取り組むかどうかを決めることができるのはエディ自身だけである，という現実を認めようとしないこと．

行動してみよう 実行すべき事柄

- 情動知能を向上させるようにすること．
- 穏やかで，一貫した，思いやりのある態度を保つこと．
- 相手の話をよく聞くこと．
- あなたの希望を，わかりやすく，優しい言葉で，粘り強く伝えること．

▌参考文献

1) Miller W, Rollnick S: Motivational Interviewing: Preparing people to change addictive behaviour. The Guilford Press, 1991.

2) Miller W, Rollnick S: Motivational interviewing The Guilford Press, 2002.（ウィリアム・R・ミラー，ステファン・ロルニック（著）；松島義博，後藤恵（訳）：動機づけ面接法　基礎・実践編. 星和書店, 2007.）

3) Rollnick S, Mason P, Butler C: Health Behavior Change. Churchill Livingstone, 1999.

第9章

ケアをする家族との関係

この章では，摂食障害が日々の生活と対人関係にどのような影響を及ぼすか，またそういったパターンが病気の維持にどう関わっているかということに焦点を当てます．

1. 摂食障害によって生まれるコミュニケーションの誤解

摂食障害をもつ人は，しばしば沈黙の中で苦しんでいます．抑圧された感情，圧倒される激情，強力な思考が，表情の乏しさに抑え込まれているのです（これは飢餓状態や低栄養状態による，二次的なものかもしれません）．また，「笑顔」の裏に痛みを隠すことで，何も問題はないと見せようとしている人もいます．家族は身体の痛みには本能的に反応できますが，摂食障害を抱える家族をケアするにあたっては，表情と身体の状態が一致しないことに混乱してしまうかもしれません．

A. ステージ1：対人関係のリスク因子

社会的な要因は，とても重要な役割を果たします．**図 9-2a** に，摂食障害についての対人関係のリスク因子をまとめました．摂食障害をもつ人は，しばしば周囲からの批判に敏感で，生真面目に精一杯物事に取り組もうとします．それがいったん病気になると，そういった傾向がより強まり，常に100％を目指す，一番でなくてはならない，金メダルでなくてはならない，服のサイズがXSサイズでなくてはならない，それ以外はすべて失敗であるというように，その「精一杯」が現実的なものではなくなってしまいます．

目標達成に向けてエディが集中することは，スポーツやダンスや学校に関しては，賞賛されるような肯定的なものとみなされるかもしれません．そうすると，エディの目からは，学校やスポーツ，音楽などにおける成功が摂食障害によって成されたと捉えられ，**「摂食障害が私の価値を上げてくれる」**という病気を肯定する強固な考えにつながります．

そういった個人における危険因子の背景には，現代社会の文化的な背景，例えば，肥満につな

がること（食事や運動など）への過剰なとらわれ，やせることの理想化，体型差別（body shaming），ファドダイエット（訳者注：その時々に流行する，極端に何かを制限するようなダイエット法），体重による偏見などがあります．こういった環境的な要因が，ファットトーク（訳者注：体型や体重を話題にする会話，太ることへの嫌悪や批判や抵抗が含まれることが多い）を増やし，そういった食事や体重，体型，運動についての不健全な会話が，普段の社会的交流や仲間内でのつながりの一部にもなっています．

　体重や体型にとらわれた社会は，エディ個人にも影響を与えてきたかもしれません．例えば，食事や体重，体型について，エディは批判されたりからかわれたりいじめられたりするかもしれません．エディの摂食障害の症状が進んだことが，例えば「やせてきれいになったね」など，とほめられる家族や友人，社会から，良い変化と受け取られるかもしれません．食欲をコントロールするということは，多くの人が努力しても失敗することが多い，ダイエットできる能力があるということを示すため，周囲から評価されるかもしれません．しかしこういった食事のコントロールは，生活において持続可能なものではありません．身体や脳はそれに抵抗しますし，こういった自己肯定感は壊れやすいものです．また，絶望や落ち込みが常についてまわるという，大きな犠牲を伴います．

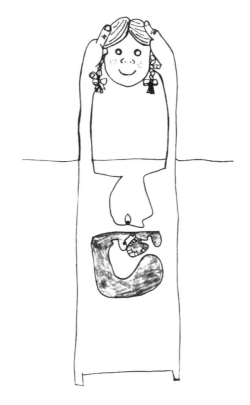

図 9-1
外の世界のために，笑顔のお面をかぶる人もいます．彼らは「明るい会話のダンス」をするかもしれませんが，それは他の人に強制されたもので，本来のものではないと感じていて，内面の痛みを覆い隠してしまいます．

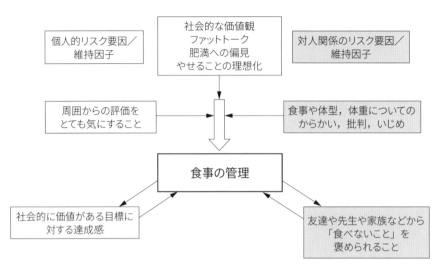

図 9-2a　対人関係における摂食障害のリスク因子

B.　ステージ2：対人関係における維持因子

　ステージ2では，身近な人の行動の変化を認めます．周囲のエディに対する反応が変わります．これは，エディの摂食障害の習慣をなんとか止めようとする感情的な，あるいは行動による反応となりますが，そういった反応は，さらにエディの摂食障害の症状を強めて，摂食障害による縛りをきつくしてしまいます．**図 9-2b** に，対人関係における摂食障害の維持因子をまとめました．

　エディの明らかな飢餓状態の身体の様子や，食事の変化とそれに関連する行動は，他者の関心とケアにつながります．例えば神経性やせ症では，衰弱や身体の弱さは，何かが深刻に悪いという他者に対する明確で強力なサインになります．過食嘔吐もまた，何かがとても悪いという強力

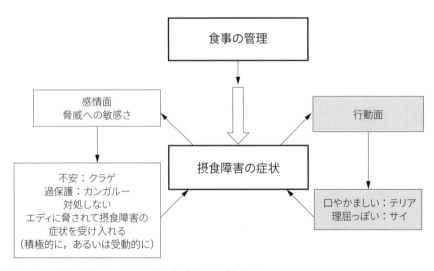

図 9-2b　対人関係についての摂食障害の維持因子

なサインになります．エディが衰弱したように見えるにつれ，人々は助けたいと駆り立てられます．しかしそうすると，「**摂食障害によって，自分の辛さが伝わる**」というように，摂食障害を肯定的に捉える考えが強まってしまいます．

　誰かが病気になったときに，彼らを甘やかし，彼らの行動を大目に見ることは，自然な反応です．病気が短期間の場合にはこれは正しく役に立ちますが，病気が長引く摂食障害の場合には，それは**症状に慣れ，受け入れてしまっている状態**として知られているものにつながり，病気をさらに長引かせる可能性があります．これは，特別な注目を受けるのが好きで自分の行動を続けたいエディにとっては，ご褒美をあげることになってしまいます．特に自分自身に不安を感じている家族は，過保護なカンガルー・タイプになってこういった行動をとりがちです．

　エディの内面の痛みと感情の混乱は，わかりにくいことがしばしばです．たとえばエディの表情は，彼らの内面の状態を表わしていないかもしれず，何も気にしていないかのようによそよそしく見えることがあります．また，過食行動は他の人からは見えない激しい感情をコントロールするために用いられることがあります．強い欲求と強迫行動（たとえば，家族全員分の買ったものを食べてしまったり，過食のためにお金をつぎ込んだり，万引きしたり，キッチンやトイレをめちゃくちゃにしたりすること）は，すべてエディの内面の痛みのサインです．感情的な苦痛が隠されていると，家族はこういった行動に腹を立て，何とかしようと主導権争いになるかもしれません．しかしやり方を間違えると，エディは脅威を感じて，変化に抵抗します．こうなると周囲の人はさらに苛立ったり対立したり批判的になったりして，それに対してエディはまた脅威を感じるという，悪循環にエスカレートしてしまいます．

　摂食障害がどのようなタイプであっても，家族の反応は似たようなものになります．役に立つ反応と，役に立たない反応が混ざっているのです．これに関しては，ケアのやり方についての第5章（p.45）で説明しています．ダチョウ・タイプは，問題を見て見ぬふりをして波風をたてないようにします．サイ・タイプはせっかちで理屈っぽく議論をしようとして，カンガルー・タイプは過保護にしてしまいます．あなたはすでにこのような行動のうちいくつかを，自分自身の中に見つけ出しているかもしれません．この章では，これらのたとえに基づいて，こういった本能的な反応を克服するためのスキルを提供します．

2. 対人関係の要因によって病気が維持される

　重い摂食障害のある人を援助しようとしていると，まるで綱渡りをしているように感じるかもしれません．多くの場合で家族の受けるストレスはとても強く（第6章〈p.57〉参照），そのストレスに長期間さらされることにより，家族自身が情緒的な問題を抱えてしまうことがよくあります．感情的になりすぎたり，反対にほとんど感情を示さなかったり，過度に指示的になったり，援助者や家族が被る影響を度外視したり，エディのために何でもしてあげようとするような対応になりがちです．正しくバランスの取れたやり方を見つけることは困難で，摂食障害を維持して

しまうという落とし穴に簡単にはまってしまいます.

3. 感情のバランスを保つ

A. 感情的になりすぎる：クラゲ・タイプ

　クラゲのたとえは，すべての感情が透けて見えるような，むき出しの感情の状態を説明するのに役立ちます. クラゲは，その場の感情や考え（それが正しいかどうかはわかりません）に流される可能性があります. あなたは涙に暮れたり，恐怖で凍りついたり，疑いをもって動揺したり，怒りを爆発させたり，不安になって常にエディをチェックしたりするかもしれません（エディもまた，激しい情緒的な反応に悩まされているかもしれません）. こういった激しく目に見える反応は，周囲の人すべてに影響を与えます. 摂食障害によって引き起こされるさまざまな問題行動に対して家族が過剰に反応すると，エディは拒絶されたと感じ，恥ずかしさや罪悪感を感じるかもしれません. エディは，摂食障害の行動が苦痛を起こしていることがわかっているにもかかわらず，自分ではそれを変えることができないと感じています. 家族との交流を絶って，引きこもってしまうかもしれません. 心配をして良かれと思っての対応であっても，家族からの過度に感情的な反応は，摂食障害の症状をさらに**悪化**させかねません.

　第8章「コミュニケーション」（p.81）で説明したように，家族が自分自身の情緒的な反応を修正するために取り組むことは非常に大切です. 第11章（p.132）で述べられているスキルはそのスタートを切ることを助けてくれますが，エディをより効果的にサポートするためには，場合によっては，追加で専門的なアドバイスが必要になるかもしれません.

B. 感情をほとんど表さない：ダチョウ・タイプ

　正反対の反応として，摂食障害によって生じている問題から離れ一切関わろうとしない家族もいます. 彼らはエディが病気でひどく苦しんでいたり，体調が悪いのをみるのが辛くて耐えられないのです. 彼らは，食べ物やそれに関連する問題について話すと，感情が爆発して緊張がうまれると考えています. 対立を避け，自分自身の苦痛から気をそらすために，彼らは可能な限り家から遠ざかろうとするかもしれません. たとえば，仕事や趣味，家の外での活動，パブやクラブでの友人との交流，といったようにです. もちろん，家族が充電してリラックスする時間をもつことは非常に大切ですが，こういった活動を，病気に向き合うことの代わりに使うべきではありません.

　問題を見て見ぬふりをするために砂に頭を突っ込んだダチョウは，摂食障害をさらに悪化させてしまう可能性があります（エディ自身もまた，ダチョウ・タイプの行動で回避をすることが多いです）. 最終的に，回避は家族生活の多くの面に悪影響を及ぼします. ケアの負担が他の家族

にずっと大きくのしかかる一方で，ダチョウ・タイプの反応をしている人は強い罪悪感を覚えることになります．それと同時に摂食障害の症状も悪化し，家族はさらに孤独になり，孤立してしまいます．

あなたは，エディを支援するために，どこから始めたらよいかわからないだけかもしれません．繰り返しになりますが，APTを使用すると役立つ場合があり，第4章の「家族のための摂食障害こころのケア ―その第一歩―」（p.37）が出発点です．

C. 「ちょうどいい」感情的な反応のバランス：セント・バーナード犬・アプローチ

あなたの感情があふれて噴き出しそうになった時には，次のやり方をいくつか試してみましょう．

● 一歩下がって，感情をどこかに置きましょう（自分のつま先に感情をおいたと想像してみてください），あるいはあなた自身がどこか別の場所に行きましょう（安全な静かな場所に行くことで，「上から，または画面越しに」自分を見ることができます）．

● 10数えながら息を吸い，12数えながら息を吐きましょう．

●「情動知能」モードに切り替えます．エディの行動は助けを求める心の叫びだとし，彼女の言いたいことに耳を傾け注意しましょう．

● セント・バーナード犬のイメージを呼び出しましょう．摂食障害を言い争いのケンカに呼び出してはいけません．さもないと雪崩を引き起こしてしまいます．絶望感に麻痺したり，問題を避けようと背を向けてはいけません．その代わりに，エディが摂食障害の冷たい泥沼でさらに迷子になる前に，彼女に手を差し伸べようとしてください．あなたは暖かさと栄養を提供することができ，良い方向に変化するまで彼らに寄り添うことができるのですから．

セント・バーナード犬は生来，たとえ危険な状況でも信頼でき，安定して，本当に頼りがいがあります．セント・バーナード犬の忠誠心と温かさは無限大です．強風の中の戦いの後でも，彼は愛と保護を提供することができます．彼は温かく，柔らかく，そして慰めてくれます．彼は落ち着いていて，賢く，トレーニングで教わった自分の仕事を続けます．エディのケアの場合と同じように，セント・バーナード犬もときどきアドバイスを受ける必要があります．

4. バランス良く指示する

A. 指示が少なすぎる：カンガルー・タイプの対応（エディのために 何でもしてあげようとする）

　誰か明らかに重い病気の人が，辛そうに苦しんでいる時，完全に守ってあげようとして一生懸命になってしまうことは自然なことです．日々のさまざまな問題から守ってあげるために，「お腹の袋」に入れて保護しようとするのです（カンガルーがしばしばそうであるように，エディ自身が脅威に対してとても敏感になっているかもしれません）．また，カンガルー・タイプの家族は，エディとも共通していますが，高い基準を求めがちです．つまりこの場合は，子育てをする親である自分の役割について，彼らが高い基準と期待をもっている，ということになります．こういった過保護な対応は，エディが自分の行動をさまざまな選択肢から自分で決めるための**ガイド役**にはならず，むしろ個人の成長やさまざまな経験をする機会を奪ってしまいます．その結果，エディも「ダチョウ・タイプ」になってしまい，責任を回避するようになります．こういった反応は，入院病棟の看護師を含む，エディと長時間一対一で接する人でよく見られます．

　家庭のなかで，一部の家族が「スーパー援助者」になろうとして，エディの摂食障害のために自分自身のすべてを捧げ，自分自身を（そしてときには家族を）犠牲にしてしまうことがあります．例えば，「正しい」ブランドのシリアルを探すために遠くまで車を走らせたり，他に用事があってもそっちのけで何時間でも話したり，エディのために仕事を調整したり，お金の支払いを肩代わりしたり，「完璧なアパート」を探すのに何時間も費やして，おそらくエディのためのルームメイトまで探します．こういった，症状に慣れ受け入れてしまっていることと，イネイブラーの行動は，助けるというよりも，むしろ逆効果になることが多くあります．エディは，意識的か無意識的か，このように特別に扱われることを，摂食障害の「おかげ」だと思ってしまうかもしれません．彼らは，病気がなければ，守られたり，かわいがられたり，自分のために時間を割いてもらえなくなるのではないかと信じてしまいます．そして，これらのようなことを病気のメリットだと感じているために，摂食障害を手放すことに消極的になります．家族がエディの細かい要求を守ることは，エディの依存と責任感の欠如をさらに強化してしまいます．そうするとエディの要求はどんどんエスカレートしていき，家族はそれに答えるためにますます膨大な労力を注ぎ込まなくてはならなくなるのです．

　エディの行動を容認し続ける限り，彼女が支配権を握ったままになってしまいます．次のようなことについて，指図をしたりやらせようとしてくるかもしれません．

- 食事で使用する食器の種類
- 食器の洗い方
- 食事をする時間
- 食事をする場所

- 何を食べるか
- どんな食べ物を家に置いておくか
- キッチンの掃除の仕方
- 食べ物の保管方法
- 調理の仕方（材料と調理法）
- どれくらいの時間，どのような運動をするか
- 体型と体重のチェックの仕方
- 家の掃除と片付けの仕方
- 他の家族がキッチンやお手洗いで何を，どれくらいの時間するか
- 他の家族が他の部屋でいつ，何をするか
- エディの前で，他の家族が話す会話の内容

　できるだけ穏便にすませるために，家族は家庭生活に悪影響を及ぼすようなエディの行動に対して，見て見ぬふりをすることがあるかもしれません．たとえば，エディが過食に苦しんでいる場合，食べ物がなくなったり，お金がとられていたり，キッチンやトイレが汚れたままにされていても，それを黙認してしまうかもしれません．あるいは家族は，摂食障害に関連した延々と続く確認や，堂々巡りの議論に巻き込まれてしまうかもしれません．エディが次のようなことが気になってパニックになっていると，何とかエディをなだめようとして，家族は気休めの言葉を与えてしまいます．

- 太るだろうか
- この食べ物を食べても大丈夫だろうか
- この服を着ると，太って見えるだろうか
- 自分は，醜い／誰からも愛されない／自己中心的／退屈／役に立たない／ばかな人間だろうか

　このような必死の努力を続けていくとエディをケアすること自体による疲労とあわさって，家族は疲弊し，最終的には燃え尽きてしまったり，不満や怒りが爆発するかもしれません．特に，他の家族が「ほったらかしにされている」と不平を言っているような場合は，なおさらです．家族はそれまでの過保護な対応を急にやめることになり，そうすると，こういった「特別なケア」が（エディにとっては）急に中断されたことに混乱し，エディはとても不安になります．周囲の人の気持ちがわからず手に負えないと感じることや自分自身の不快な感情を避けるために，エディはさらに摂食障害へと逃避して，頑固に摂食障害の「ルール」にしがみつくことになります．

1 カンガルー・タイプのケアから抜け出すために

　病気に慣れ，受け入れてしまうことによって病気を維持してしまう，という悪循環から抜け出

すのは，簡単ではありません．ただし，「はじめに」で説明したように，あなたが自分自身の行動を変えることが，重要なはじめの第一歩です．あなた自身が，エディに対して行うサポートの基準を下げる必要があるかもしれません．つまり，一歩下がって，過保護に対応するのを少しだけやめてみるのです．人は，自分で自由に選択できると感じた時に，変化が起こりやすくなります．自分で自身の壁や問題を克服することは，たとえそれがどんなに小さなことであっても，自信を高めるための最も効果的な方法です．過保護な状態におかれたままだと，自分で選択して，失った自信を取り戻したり自己評価を高めたりする機会が得られることは，決してありません．

B. 指示的すぎる：サイ・タイプの対応

　サイ・タイプの対応では，エディが変わらなければならない理由について理詰めで議論しようとすることになります．そのやり方は強制的で，エディがどのようにすれば変わることができるかを一方的に教えようとするものです．このような対応が生じやすいのは，あなたが問題解決にあたって非常に細かく分析するようなアプローチを用いやすい人である場合です（このような性格特性は遺伝的な要因が関与している可能性があるため，エディにも当てはまるかもしれません）．しかし，こうやって「変わること」について議論して，どのように変わるべきかあれこれ指図することを繰り返していると，むしろエディに「変わるつもりが**ない**」ということを繰り返し口に出す機会を与えてしまうことになり，エディの摂食障害はますます治りにくくなってしまうのです．摂食障害は**理屈による説得には反応せず，根強く続きます**．家族は打ち負かされ，失望し，燃え尽きたように感じ怒りを覚えますが，その一方でエディ自身は「この戦いに勝った」という気持ちになって，意気揚々とするでしょう．同時にエディは，拒絶され，愛されず理解されていないと感じるか，軽蔑されていると感じたままになるかもしれません．それは，彼らが信頼している家族が「どのように変わるべきか」「なぜ変わる必要があるのか」ということを強制的な態度で指図した結果なのです．サイ・タイプの家族もエディの摂食障害も双方が引き下がらないと，支配と欲求不満，怒りのスパイラルが生じます．他の家族も巻き込まれて，儀式に対して皮肉を言ったり，からかったり馬鹿にしたりして，家庭関係をさらに悪化させる可能性があります．

　「変化への抵抗」について，心理学的には次のように言われています．**もしある人が変化することに対して心の準備ができていない時に，命令や指図によってその人を変わらせようとすると，むしろ反対の結果になる可能性がある，つまり，その人は自分の意見に固執し，いっそうやる気が起きなくなってしまうのです**．これは，他の人にはどれほど歪んでいるように見えても，異常なまでの強い感情的意味づけをもって信念が固く保持されている摂食障害においては，特に当てはまることなのです（これは脳画像研究の結果でも明らかになっています）．

　驚くべきことですが，患者さんからの同意を得ない治療という極端なやり方が，摂食障害治療の専門病棟においてもみられることがあります．隔離や持ち物の制限，基本的な人権の制限や経

鼻胃管栄養といった方法で治療を行っても，患者さんに病気を手放させることができなかった場合，治療スタッフは患者さんの腕をギプス固定するといった手段に頼ることもあるのです．これらは，純粋に患者さんの命を救い治療しようとする努力の中で，またそうすることは「患者さんのためになる」という理由で行われています．しかしながら，そのような手段は患者さんの激しい怒りを生み，結果的に患者さんは変わることに対して頑なに抵抗を続けることになるでしょう．

　自分自身の自由が制限されていると思ったときに，そのような反抗的な態度をとるのは人間の自然な反応です．もしも誰かがそのような強制的な方法であなたの考えを変えようとしたら，あなたはテコでも自分の考えを変えようとはしないでしょう．摂食障害の患者さんは，「誰も話を聞いてくれない」と思い，ますます怒りっぽくいらいらして，いっそう強く自分の考えに固執することになります．その代わりに大切なことは，意見が違うということを穏やかな態度で認めて，明確な限界点をきっぱりと示すことです．

1 サイ・タイプの悪循環から逃れる

　一歩下がって，意見の違いを認めるようにしましょう．

> 「私はあなたと同じような物の見方はできないし，あなたに賛成もできない．でも，あなたがそう感じているということは認めるわ」
> 穏やかに，話し合いの場から離れましょう．
> 「あなたは今，混乱している／怒っているようね．お互いに落ち着いたところで，またこのことを話し合いましょう」

　成り行きにまかせて，混乱に巻き込まれないようにしましょう．簡単なことではありませんが，どのような対応を変えようとしている場合でも，このことを心掛けてください．

5. ちょうどいいバランスを見つける

　摂食障害の最も効果的な治療法は，家族全員が協力して，愛する人を助けることです．エディの努力を認め，寄り添いながら協力して支え，あらゆる努力とその成果をできる限り褒めることが，病気の回復にすばらしい効果をもたらします．

A. バランスの取れたガイド役：「決然としたイルカ・タイプ」の対応

　イルカは，荒々しい海峡を渡る船の横を泳いで水先案内をしたり，おぼれかけている人を助けてくれることが知られています．カンガルー・タイプやサイ・タイプ，そしてダチョウ・タイプ

115

の対応を説明してきましたが（家族はこれら以外の対応パターンも思いつくかもしれませんね），エディの安全な回復のために家族が話し合うと良いことは，決然としたイルカ・タイプの対応についてです．

　これはほど良いバランスで，温かい態度で接し，時にはエディの前を泳いで安全な方向へ導くということです．イルカはガイドとしてエディに寄り添い，エディ自身のその状況から抜け出す能力を信頼し，時にはエディが主導権を握ることを可能にするために後ろに回り，または必要に応じて前に出て，もう少し指示的に，より良い人生の選択をアドバイスします．たいていの場合は，エディを優しく後押しし，そばで見守り，エディが回復するまで寄り添っていくことになります．その後イルカは，最も大切な目的であるエディ自身の幸福に向けて，自分の道を進ませ続けるようにします．

　何か困難な課題に直面した場合と同じように，病気との闘いにおいても挫折はつきものです．ですから，エディのあらゆる努力を認めて，ほめてあげてください．トライし続けるように励ますことによって，家族はかけがえのない役割を担うことができるのです．

> 「よくがんばったわね！　あなたが本当に一生懸命努力したことをわかっているわ」

振り返ってみよう

1. 「クラゲ・タイプ」や「ダチョウ・タイプ」タイプのような，極端に感情的な対応にならないように注意しましょう．家族は，セント・バーナード犬のように，穏やかで温かい態度でいたわり，一貫性を保つ必要があります．

2. 「カンガルー・タイプ」のように，あまりにも心配しすぎて摂食障害の行動に巻き込まれて，すべて受け入れてしまい，病気に支配され脅かされることがないように気をつけましょう．そのようなカンガルー・タイプのやり方を**続ける**ことは不可能で，その反動で感情が爆発してしまうことがあります（穏やかではいられなくなってしまうということです）．

3. 「サイ・タイプ」のように，理屈っぽく，分析的で細かい議論をしたり，皮肉を言ったり嘲りや冷笑を向けたりすることも，役に立ちません．それがどんなに良い目的や意図によるものであっても，誰かを無理やり変えようとすると，強い抵抗にあいます．重箱の隅をつつくような細かな議論ばかりしていると，大きな視点で全体像をみられなくなってしまいます．

4. イルカ・タイプの方法のように，家族の皆が，関わり方をできる限りいつでも**一貫したもの**に保ち続けるようにしましょう．

5. あなたやエディが疲れていたり，空腹であったり，気力がなくなっていて，落ち着いて余裕のある対応をするエネルギーがなさそうな時には，なるべく一歩下がって一休みし

ましょう.

6. **失敗は宝です.** 失敗や挫折から何かを学びましょう. もし良くない対応をしてしまった時には,素直に謝って,元の道に戻り先に進みましょう.「ごめんなさい,疲れてたみたいで. 本当なら……するべきだったわ」というように.

第10章

対人関係：パートナー，きょうだい，仲間

　私たちは，飢餓によって脳がどのように変化し，いかに摂食障害の人が自分で変わるのが困難かを説明しました（第2章〈p.21〉）．この章では，このことについて詳しく説明し，さまざまなタイプの対人関係（パートナー，きょうだい，ヤングケアラーなど）への影響について考えていきます．

1. 本能的な社会的報酬

　「触れ合うこと」と「味わうこと」は，動物における2つの本能的な報酬であり，このどちらも摂食障害では障害されてしまいます．乳児期には，触れることで他者からの安心感や安全感が得られることから，これは報酬として食べ物よりも優先されます．例えば，実験心理学者のハーロウはサルを使った実験で，幼いサルは，食べ物を持った針金製の人形よりも，柔らかい毛皮の母親のような人形を好むことを発見しました．「触れ合うこと」は，個人の幸せと集団の結束を高める方法の一つと考えられています．人間にとって，ユーモア，笑うこと，遊ぶこと，そして一緒に話すことは，幸せを促進する「社会的な接着剤」の重要な部分です．この心地よいシステムは，摂食障害をもつ人では弱まっているように見えます．

2. 摂食障害における社会脳

　飢餓状態になると社会的機能が障害されます．摂食障害の人にみられる次のような特徴は，こういった飢餓状態による影響を受けている可能性があります．
- 他者の感情を読み取る時の，正確さと感度の低さ[*1]
- 感情表現の減少：表情の乏しいポーカーフェイス
- 脅威の徴候への過敏さ
- 他者からの優しさや思いやりに対しての感度の低下
- 他者からの圧力や支配への過敏さと，自分自身を否定的にとらえる傾向

● 他者への信頼感の欠如と，人間関係において安心や安全を感じることの難しさ

　これらはすべて，社会的な関わりを困難にしてしまいます．これらの根本的な原因としては，社会的な行動を調節するホルモンであるオキシトシンの濃度の低下が関係しているかもしれません．また，報酬に関連する神経伝達物質（ドーパミン，セロトニン，オキシトシン，カンナビノイドや脳内オピオイド系）のバランスが崩れている可能性もあります．こういったことにより社会的な報酬が障害されると，社会的な孤立につながります．孤独は恐怖への反応を活性化するので，人をさらに警戒させ，疑い深くします．こういった悪循環により，患者さんはさらに摂食障害に閉じ込められていってしまいます．人間関係を強化することが，回復への重要な足がかりになるのです．

3.　高度に発展した複雑な社会性：仲間やパートナーとの関係

　脳の社会性に関係する部分は高度に複雑化しており，大量のエネルギーを必要とします[*2]．これは，自分の行動を他者の行動と同期させて，他者の考え，意欲，欲求，視点を理解するには，非常に高性能である必要があるためです．心理学では，心の理論，メンタライジング，社会的認知など，これを説明するためにいくつかの異なる用語が使用されています．こういった能力は子供時代に少しずつ発達し，より複雑になっていきます．例えば，あなたはあなたのことを考えている誰かのことを考えて，その人はあなたがその人のことをどう考えているかを考えている，というようなことです．

　「心の理論」に含まれるスキルには次のものがあります．

● 他者の感情を，言語的，非言語的手がかりから読むことができること

● 非言語的なサインやコミュニケーションを用いて，あなたが話を聞いているということを他者に示すことができること

● 他者の感情に共感できること，そして，その感情の状態から他者が何を必要としているかを

[*1]：調査によると，摂食障害患者さんは，コンピューターゲームをしているときの怒りや不満の表出が非常に少ないとされています．また，楽しい映画や笑顔の赤ちゃんを見たときに，その喜びや幸せの表情を真似したり一緒に楽しむことができません．さらに，悲しい映画を見た時には，表情が乏しいだけでなく，顔を背けることが多くなります．無表情なポーカーフェイスは，「よそよそしい」「関心がない」という印象を与えます．こういった外見上の感情の乏しさは，内面の激しい感情（多くの場合は絶望）とは対照的です．

[*2]：社会脳仮説を提唱した，ロバート・ダンバーの研究に興味をもたれるかもしれません．簡単に言うと，脳の大きさは社会的ネットワークの大きさと相関するという考え方です．例えば，つがいを作る鳥は，季節ごとに新しい相手を見つける鳥よりも脳の大きさが大きいということです．

理解できること．すなわち，自分を他者の立場に置くことができるということ．これには，感情の調整（感情を表現することと抑えることの両方）や，より実践的な問題解決が含まれることもある

● 他の人の反応に応じて自分の行動を変えられること

　もちろん「心の理論」のスキルは，本質的には相手の気持ちを読み取ることなので，根底にある態度や前提，思い込みが異なると，うまくいかない可能性があります．わかりやすい例としては，誰かがエディに「元気そうだね」と言う場合があります．エディの心の中の「ファットトーク」のせいで，彼らはこれを「太っていると言われた」と解釈します．そうすると，エディはそう言われて喜ぶのではなく，むしろ動揺してしまいます．摂食障害のせいで無表情になっているときのように，非言語的な感情表出が抑制されてしまっている場合には，相手の気持ちを読み取ることは困難です．

　心の理論がうまく機能しないと，対人関係が壊れてしまう可能性があります．関係が壊れてしまっていることに気づいた時には，APT アプローチを使用して，関係を修復するための手順を実行しましょう．何かがうまくいっていないこと，何かが間違っていたことを認めましょう．幸いなことに，そうやってお互いの誤解に取り組むことは，長期的には関係を強くします．

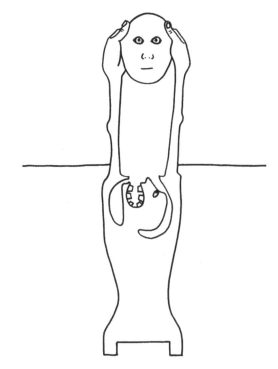

図 10-1　神経性やせ症の「ポーカーフェイス」の仮面
　　　摂食障害を患う人は，まるでポーカーフェイスのマスクをつけているかのように，
　　　感情表出が減少しています．これは内面の，激しく圧倒的な感情とは対照的です．

4. パートナーとの関係

　摂食障害の人のパートナーになるということは，親，きょうだい，または他の関係になることとは多少異なります．理想的には，健全なパートナーの関係性というのは，対等な二人の大人の関係である必要があります．つまり，パートナーがお互いに自分の意見を言うことができて，二人の関係を良くするために一番良い選択がされる，ということです．しかしそこに摂食障害があると，まるで「三人の関係」のようになってしまいます．あなたはエディから仲間外れにされ，孤立しているように感じるかもしれません．さらに，こういう困難な状況に置かれた時に，二人の関係のプライバシーを誠実に尊重しようとすると，他の人に助けや支援を求めることが難しくなってしまうかもしれません．こういった感情のはけ口を失ってしまうと，パートナーのストレスはさらに高まります．

　あなたはちょっとしたことで，不安になったり落ち込んだり，絶望したりイライラしたり怒ったりするかもしれません．あなた自身の楽しい活動から自ら離れてしまい，活動的でなくなってしまうかもしれません．ときには，サイ・タイプのように，権威的で強引な態度になってしまうかもしれません．あなた自身の不安のせいで，エディが不安になるかもしれない状況を回避するようになってしまうかもしれません．しかし，摂食障害から回復するためには，エディは自分の問題を認識し，恐怖と向き合い不安を乗り越えなくてはなりません．そういった勇気をもつことを，あなたが一緒にサポートすることは，とても役に立ちます．あなたの抱いている恐れや不満，その他の感情について率直に話し合うことで，助けを得る道が開けるだけでなく，他者とのつながりや親密さが必要だと示すことにもなります．こういったことは，生きていくために役に立つ戦略ですが，摂食障害の人には欠けていることがあります，こういった健康的な感情調節の方法を用いないと，対処に困る感情がふくれ上がってしまい，サイ・タイプやクラゲ・タイプのような役に立たない対応につながってしまいます．

　パートナーとの関係で問題となることについての典型的なコメントを，以下に示します．

> 「ときどき，私はもう限界だと感じていました．私はこれまで，そのようなプレッシャーにさらされたことはありませんでしたし，私はそれを理解できませんでした．私を愛していると言う人が，どうして私と敵対するのか，理解できませんでした」
>
> 「彼女は満腹であるときに怒りっぽい行動をとるのですが，そういった行動に耐えることも含めれば，私は彼女をそのことで批判するのではなく，見て見ぬふりをしています．他の人との関係においては，私はそういうことはしないのですが……事態を変えるためにまったく何もしなかったといういやな気持ちに耐えなくてはいけませんから……」

　エディとの関係においては，次のようなことについて，問題があることに気づくかもしれません．

A．スキンシップ

　二人の関係のスキンシップの面については，性欲の減退とボディイメージの問題から，深刻な影響を受けることが多いです．自尊心や自信をもってもらいたくて，良かれと思って褒め言葉をかけても，受け入れられません．摂食障害がなければ，二人の関係でパートナーの服装や外見を褒めるのはよくあることですが，エディはそのような賞賛を受け入れることができず，時には強く反発します．アイメイクや髪型など，体重や体型に関係のないコメントのほうが安全な場合があります．

「彼女が気分が悪いのはわかるんです……ベッドで丸くなっている時には，彼女の足に手を添えて，とにかくお腹から離れたところに，という感じで．これはもう習慣になっていて，おそらく経験から学んだやり方だと思います」

「私が何か彼女の服装について意見を言うと，必ず自虐的に受け取られてしまって，とてもがっかりします．彼女がそう受け取ることがどれだけ自分にとってショックかということを伝えたら，それ以降彼女はそういったことを言わなくなりました．彼女のそういった否定的な考えが，頭の中で強化されないことに役立ったのではないかと思います」

B．社会生活

　あなたの社会生活は病気によってめちゃくちゃになり，カップルとして孤立してしまっているかもしれません．

「私が友人に会いに行く時は，その友人は彼女も好きな人なのですが，彼女は行きません．場所がピザ屋で，大きなピザが出てくるからです．彼女が何か他のものを注文したとしても，それは彼女にとって大きなストレスで，彼女は楽しむことはできないでしょう」

「私たちが挑戦するとしても，たぶん飲み物だけになります」

「彼女がなぜ来ないのか，私はいつも言い訳をしていました．友人とはもう何年もカップルとして会っていません．彼らは何かおかしいと思っていたはずですが，誰も何も言いませんでした」

「私たちは年に一度だけ旅行に行きますが，それはとてもストレスフルです．過去に1，2回は，うんざりして，1日か2日予定を早めて帰宅したことがあります」

「彼女はしっかり食べるということを心に決めていますが，それを回避する方法ももっています．彼女はガイドブックでしっかり調べるんです．そして，例えばスペインに行く時には，私たちはほとんどいつもタパスを食べることになります．タパスは小皿で，彼女が食べたいときに食べられるからです．私にとって，これは小さな譲歩です」

C. 関係の終わり

　あなたは二人の関係を終わらせることを決めるかもしれませんが，変化を強制するための最後通告として，別れるという脅しを使うことは役には立ちません．場合によっては，別れることが二人にとって最善である場合もありますが，二次的な困難や性格の変化が摂食障害によるものである可能性を考慮する必要があり，慎重に，十分に考える必要があります．

> 「子供がいれば，親は無条件に愛情を注ぐと思います．でも，誤解しないで欲しいんですが，私たちはまだ一緒にいるし，そのこと自体が私たちの信じられないほどの強い結びつきを示していると思うんです．でも，彼氏や彼女に対する愛情はたぶん無条件のものではなくて，ひどい行動によってすり減ってしまうものなんです」

D. 回復をサポートする

　あなたのパートナーが摂食障害であった場合，二人の関係を維持するためには，高いレベルの情動知能に加えて，回復力と忍耐力が必要になるでしょう．そのためには，まず自分自身の感情を認識して，それに対処することです．エディの脳は飢餓と栄養失調状態にあるので，感情の揺らぎが一切みられない氷の女王のような状態から，ひどくイライラして怒りが爆発するような状態まで，短時間のうちに変化する可能性があることを覚えておいてください．

　家族の中には，助け，支えようとする努力の一環として，「感情のガイガーカウンター（放射線量測定器）」の役割を担い，エディの感情の変化にとても良く気がつくようになる人がいます．こういった感情の変化に気づくことは，どのような援助やサポートが必要か見当をつける助けになるでしょう．APT の手順に従って，困難な状況や話題についてどのように切り出すか，計画を立てましょう．事前に台本を作っておくと便利です．これまで述べてきたように，問題となっている話題を支援したいというメッセージで挟みこむことで，興奮を抑え，話を聞きやすくすることができます．

> 「私たちの関係は，私にとってとても大切なものなんだ．最近，君がイライラしやすくなっていることに気づいたんだ．君がもっと心穏やかに過ごすためにはどうしたらいいか，一緒に考えたいと思っている．今，そのことについて話すのに良いタイミングかな？　それとも，もっといいタイミングがある？」

　回復へ向かう時には，パートナー双方のニーズを考慮しなければなりません．これは，二人の関係のために重要というだけでなく，摂食障害というアイデンティティーを捨てた後のために，責任感や自立心を育んでおくためにも大切なことです．とても協力的なパートナーは，気づかな

いうちに，親のようなカンガルー・タイプの役割に陥りがちです．これは二人の関係を，依存的な患者と過保護なセラピスト／親といったような，バランスの悪い関係に歪めてしまうことになります．これは，二人の関係が成熟することを妨げるだけでなく，成長の自然な流れ，すなわち個人の責任から始まり，周囲との関係を構築して，友人や地域社会の役割の中で子供を育てていくというような成長の流れを止めてしまいます．やる気を起こさせて，丁寧な説明と複数の選択肢を提供するようなコミュニケーションのやり方によって，対等な関係で協力して取り組めるようになります．

　提案のやり方も，色々な方法があります．

> 「何か私にできることがあるかしら？　私はこんなこともできるし，あんなこともできるわ（選択肢は一つより二つがよいでしょう），どう思う？　何か他にしてほしいことはある？」
> 「あなたのほうがよく分かっていることが多いから，一緒にそのメリットとデメリットを考えてみましょう．私があなたから学ぶこともできるし，あなたが私から学ぶこともできるからね」
> 「別々にやるより，チームとしてやったほうが必ずうまくいくわよ」
> 「今話してもいいし，後で，たとえば食事の時，散歩の時，テレビの後，寝る前に話してもいいわよ．どうかしら？　どれがいいと思う？」

　わかりやすい計画を立てることが重要です．エディは基本的に摂食障害のルールに支配されてしまっているので，障害になることを事前に予想して，現実的な解決策を何回も可視化したり声に出したりすることが有効です．

> 「1日の始まりのまだ頭がすっきりしているときに，その日の食事の計画や，私がどうやって手助けできるかを話し合いましょう．何か問題になりそうなことがあるかしら？　摂食障害の危険な習慣を打ち破る解決策を考えるために，まずは何が問題になりそうかを予測してみましょう」

　定期的に振り返りと検討の時間をもつことは，このプロセスの重要な部分です．

> 「どうだったかを振り返って，何か見直しが必要かどうか話し合う時間を作りましょう．電話かメールで連絡を取り合うことができるわ．私たちは大きな視野をもつ必要があるし，摂食障害がぶり返してないか確認する必要があるわ」

E.　安心感を与えることと，症状に慣れ，受け入れてしまっていることの落とし穴

　ケアをしていると，摂食障害の行動に従い，二人の関係がそのルールに支配されることを受け入れることによって，エディの苦しみを防いだり減らそうとすることがしばしばあります．これを専門用語で「症状に慣れ，受け入れてしまっていること（accommodation）」といいます．これは無意識のうちに起こるので，自分でも気づかないことがあります．またはエディを守るために，悪い結果を抑えたり取り除こうとするかもしれません．これは専門用語で「イネイブリング（可能にする）」といいます．またパートナーによっては，安心感を与えすぎてしまうという落とし穴にはまる人もいます．親よりもむしろパートナーのほうが，そういった役割が期待されることから，このような行動パターンに陥りやすいかもしれません．また，もしあなたが一人だけでケアをしている場合には，一歩下がって何が起こっているのかを振り返ることはいっそう難しいでしょう．

　以下は，そのような場合に起こり得るシナリオです．

> エディの不安に慣れ，受け入れている：「ベーコンを焼くのが彼女のストレスになっているみたいで……ベーコンを焼くときには，必ず窓やドアをすべて開けて焼くようにしています．ベーコンを焼くことは少なくなりました」
> 安心感を求め続ける：「パスタやお米はちゃんと洗ったの？」

　もしこのようなパターンになっていることに気がついたら，APT のスキルを活用しましょう．まず第一に，何が，いつ，どのように起こったかを記録しておくと良いでしょう（気づくこと）．操られている／脅されている／いじめられている，などと感じることはありますか？

　日記をつけることで，その場の熱気から離れて，冷静にこの行動パターンを振り返ることができます．文章を書くことで，距離をもって客観的にみることができ，異なる視点を得たり，全体像を把握することができます．こういった行動の悪循環から抜け出せない場合，最初にやることは，何を優先するべきかを選ぶことです．その次の変化するための計画では，多くの作業が必要になります．よく話し合って，説明して，計画する必要があります．

　パートナーといつどうやって話すかは，慎重に選びましょう．これは二人にとって苦痛なことなので，できるだけ快適で落ち着いて，安心できるような環境を整える必要があります．医学的な情報を紹介しながら，症状に慣れ，受け入れてしまうことや「摂食障害のいじめやミンクスに屈服してしまう」ことが長期的にはいかに有害であるかということを，よく話し合いましょう．これは，「摂食障害による脅しは，本人とは別のもの」ということを良く理解した上で，思いやりをもって，事実に基づき，穏やかな口調で行う必要があります．人によっては，「摂食障害の，生意気なミンクス／部分／声／考え方／習慣／脅し」ではなく，「回復している部分や考え方」

に話しかける，というたとえ話が役に立つと感じるようです．

　まずは変化に挑戦して，その後にこれまで述べてきたことを反省と学習の材料にしましょう．この問題を話し始めると，エディから反発を受けるかもしれないので，それにも備えましょう．

　もしかしたら，あなたが少し急ぎすぎていたのかもしれないということを受け入れる必要があるかもしれません．エディは気持ちが表面に表れにくいので，エディが変化をどれくらい恐れているかを知るのはとても難しいことです．覚えておいてください，あなたが自分の間違いを認めて非難を受け入れ，責任を取ることを恐れないという態度を示すことは，摂食障害を助長して悪化させる「自己非難と自己卑下で心の動きを奪う拘束衣」を取り去るのに役立ちます．

5. きょうだいとの関係

　摂食障害は 10 代から 20 代前半に発症することが多いため，家族としてきょうだいが一緒に生活していることもあるでしょう．きょうだいの立場で体験する摂食障害は，親の立場でのものとは異なります．きょうだいは責任を負う立場ではありませんが，摂食障害が人間関係に与える強力な影響はきょうだいをも巻き込みます．病気が活動期の時にはエディの不安が強いため，親はエディを支えることに精一杯になってしまい，きょうだいのことまで手が回らなくなり放置されたりすることがあります．きょうだいの関係は一生続くものですから，この絆をないがしろにするのではなく，むしろ強化することが非常に重要です．きょうだいは，病気の前のエディを知っていて，また同世代の仲間であるという点で，回復のための特別な資源です．彼らは，エディの壊れてしまった対人関係を修復することを助けるための，とても良い立場にいるのです．

　きょうだいの年齢にもよりますが，摂食障害を理解するための情報や技術やサポートを，両親が提供できる場合があるかもしれません．場合によっては，きょうだいが専門家に（もしかしたらエディも一緒に）彼ら自身の不安について，また今後どのようにサポートしたらよいかという心配について，相談してみると良いでしょう．これも年齢にもよりますが，全員が家族会議に参加して，摂食障害によって生じている家族内の問題（例えば，家の中で一つしかないトイレをどう使うか）をオープンに話し合っても良いでしょう．若い人たちは，ちゃんと機会が与えられると，しばしば名案を思いつくものです．

　社会的な対人関係の問題は，病気に先立って，あるいは病気によって強まることがあり，エディだけでなく，その友人たちにも問題を起こすことがあります．エディは他者に対しての行動を調節するようになり，きょうだいと比べたり競ったりするかもしれません．病気の活動期には，これらは，食べる量を減らしたり，運動量を増やすという形をとることがあります．

A. 調節と競争

　摂食障害の人は，無意識のうちに他人と自分を比較して，自分を悪くとらえる傾向がありま

す．まるで，自己効力感や自己受容感，安心感，例えば「私は十分だ」というような思考が，うまく育っていないかのようです．エディはその代わりに，他人の意見や関心に振り回されたり，他者の愛情に依存するような，役に立たずむしろ害になるような傾向を身につけてしまっているかもしれません．こういったことは，エディが既に信じている「私は十分**ではない**」ということを確かめようとするかのように，周囲を観察するというような形でしばしば現れます．また，批判には過敏に反応しますが，褒められたり受け入れられることには鈍感です．摂食障害が進行すると，こういった傾向はさらに強まります．エディは，他人の食べ方や運動を監視するのです．自分自身の食欲のスイッチを入れる生物学的な力はすべて，他の誰かのための食べ物を準備したり誰かに食べさせたりする力にすりかわってしまいます．他人がこれを拒否したり食べたがらなかったりすると，怒ってしまうでしょう．

- ジュリーとジェーンは，姉は学校から帰ってくると台所に大量のスナック菓子を置いて，自分たちが食べたくなるように仕向けている，と言いました．
- ポーリンは，姉が，学校の売店でスナック菓子を買うためにお金を渡してくれることについて，複雑な気持ちでした．「うーん，お姉ちゃんが私にお金をあげたいって言うんだったら……それでいいんじゃない？」
- スーザンは，インフルエンザにかかって食欲と味覚がなくなったせいで食べたくなかった時に，食事の際に食べ物が並んで出てきたのを見てイライラしました．
- ペギーは，学校での姉の服装に腹が立っていました．「まるで痩せていることを見せびらかしているみたい，最低」

B.「親の役割を果たすきょうだい」

摂食障害が発症すると，情動知能と成熟度において，弟や妹がエディを追い越してしまうことがあります．こうなると，彼らが親の役割を果たすことになるかもしれません．これは役に立つこともありますが（例えばおやつを監視したり），健全なきょうだいの関係を崩してしまうというマイナス面もあります．また，きょうだいが残りの家族の世話をしようとするということもありえます．

「私は基本的に，家族の中の援助者のための援助者になっていました．自分の家族がバラバラになっていくのを見て，それを修復するのは自分の責任だと思ったんです．両親のように姉の健康を維持する責任はありませんでしたが，その代わりに，家族全体を維持する責任があると感じていました」

C. 罪悪感, 恐れ, 恥

　罪悪感と羞恥心は, エディと他の家族の双方が感じている共通の感情です. これらは, 有害なものになりえます.

> 「私自身の感情が, 摂食障害に影響されていました. 私は, 自分に向けられた怒りによってだけでなく, 家族がバラバラになったのは自分のせいではないか, 少なくとも自分が修復に失敗したのではないかと, 罪悪感を感じていました」
>
> 「私も姉と同じようになってしまうんじゃないかと不安でした. 私にとっては, その時期, 常に姉とは正反対の, 幸せで, 前向きで, 健康で, 強い人間にならなければならないというプレッシャーがありました. しかし皮肉なことに, 遺伝なのか環境なのか, 素質としては私も姉と同じような性質をもっていると思います. ですから私は, 他人から（そして自分自身からも）与えられたアイデンティティや役割と, 私自身の考えや感情, 欲求との間で葛藤を抱えてきました」

D. きょうだいへのネグレクトや嫌な雰囲気

　エディに費やされる時間や注目が増えるということは通常, 他のきょうだいがいくらか放置されたり, 非常に嫌な雰囲気にさらされる, ということになります. 場合によってはこういったことが, 他のきょうだい自身の感情的な問題につながることもあります. 他のきょうだいが家から早く出ていく, ということにもなります.

> 「私は, エディばかりが注目されることにやきもちを焼いていた訳ではありませんが, エディのためにすべてのエネルギーが費やされることの影響を, 確かに感じていました. 両親は彼女の世話と彼女との喧嘩で疲れてイライラしていたため, 特に私に対して神経質になって, 時には他ではないようなひどい暴言を吐くこともありました. そういう意味では, 私が両親から注目されなくなったというより, マイナスの注目を浴びることが多くなったということになります」

E. きょうだいの関係の断絶

　これまで述べてきたすべての要因が, きょうだいの関係の断絶につながります. 次に示すのは, その一つの例です.

> 「姉の摂食障害によって私が最初に受けた影響は, 私たちの関係性でした. 私たちは決し

て仲が良かったわけではありませんが，姉が摂食障害の世界に引きこもると，私たちの関係がなくなってしまったのです．診断を受けてからの 1 年間，そしてそれまでの数ヵ月間で，正直，会話のやりとりは 1 回だけだったと思います．ケンカをしたわけでもなく（発病前はよくケンカをしていましたが），完全な沈黙と心の分断があるだけでした．避けていたのは，お互いさまだったと思います．その一方で，私はまだ若かったので，何が起こっているのか理解できず，実はとても怖かったのです．勇気をもって何かをしようとしても，何を言ったらいいのかわからなかったんです」

　きょうだいの性格や価値観がまったく異なることはよくあるので，腹を割った友達のような関係になるのは難しい場合があります．きょうだいに期待しすぎるのも問題につながります．家族のメンバーが一歩下がって，より大きな視点で全体を見る必要があるかもしれません．関係は生涯続くでしょうが，親密さや温かさに対するニーズは，他の人に満たしてもらう必要があるかもしれません．

F. 回復を支えるきょうだい

　動機づけ面接のコミュニケーションスタイルとリフレクティブ・リスニングのスキル，つまり「LESS is more」アプローチを用いることが有用だと感じるきょうだいもいます．

「夕食をどうするかという話はあなたを動揺させてしまうね．その代わりに，先日見始めた映画を最後まで見ない？」
「自分自身についてそういう考えで頭が一杯っていうのは，本当に最悪だよね」
「どうも不安になっているみたいだから，一緒にクリスマスカードでも作らない？　そうすれば，お互い気持ちよく過ごせると思うんだ」
「旅行の計画について相談に乗ってもらう時間を決めたいと思っていて，あなたそういうの得意でしょう．今度の日曜の夜はどうかな？」

　さらに，きょうだいの関係はそれぞれ異なるので，関わり方や会話の内容は，その年齢にあったテーマ，たとえば音楽，テレビ，映画，人間関係の難しさなどに絞ると良いかもしれません．きょうだいは，摂食障害以外の世界とのつながりの架け橋となり，また，挑戦すること，ミスが起きても克服できることを教えてくれる，大切な存在です．

振り返ってみよう

　1. 摂食障害は，きょうだい間の敵対的な競争を引き起こし，またきょうだいへの「いじめ」

さえも引き起こします．これは病気でありこの病気が脳機能にもダメージを与えている
ということを認識することが重要です．これは「本当の」エディではなく，摂食障害に
より飢えた孤独な脳が，原始的な戦闘モードに変わってしまっているのです．このパ
ターンは回復とともに和らいでいきます．

2. きょうだいの関係を修復し取り戻すことは，重要な目標です．きょうだいの年齢や発達
段階に合わせて，適切な方法で情報やスキルを共有することが，このプロセスを助けま
す．

3. きょうだいのニーズを無視しないことが大切です．回復のためには家族**全員**が，自分自
身とお互いを気遣って，優しさと思いやりをもつことが必要です．また質の高い活動の
ためには，時間をしっかり確保することが非常に重要です．

4. きょうだいは，特に孤立や対人関係の断絶との戦いにおいて，素晴らしい資源となり得
ます．

5. きょうだいは，願わくば同じ人生の時間を共有したいものなので，病気によって起きた
断絶を修復することは，人生の糧としても大切です．

6. 友人との関係

　エディが仲間に加わらなくなり，考え方が歪んでしばしば理不尽で，ユーモアや楽しみの感覚
を失ってしまい，過去に一緒にやっていた活動にも参加したがらなくなってしまうと，友人たち
はどう接したらいいかわからなくなってしまうかもしれません．友人は，どんなふうに言葉を交
わせば良いのかわからなかったり，間違ったことを言うのを恐れたりして，エディから遠ざかっ
てしまうかもしれません．さらに，社会的交流は食べ物を中心に行われることが多いので（例え
ば夕食に出かけたり，一緒にランチをしたり），エディはそういった社交的な関わりをますます
ためらうようになります．エディは孤立し，自分の考えについて検討するための支えや相談相手
を失うことでネガティブな自己卑下の思考がさらに続くことになります．こうして，歪んだ摂食
障害の考えにますます支配されていってしまい，こういったパターンはしばしば断ち切るのが困
難です．

　関わってくれようとする友人に，摂食障害とその考えや行動についての正しい情報を提供する
ことは，エディの行動についての理解を深め，関係を修復することに役立ちます．長い友人関係
が続いている場合には，摂食障害に打ち勝つという非常に困難なプロジェクトに一緒に取り組み
感情を共有することは，そういった関係をより強化することが多いです．

　友人関係は，エディが摂食障害以外の生活や活動を徐々に取り戻すための資源として，かけが
えのない存在です．例えば，テレビを一緒に見る，ジグソーパズルをする，トランプやボード

ゲームをするなど，短い時間を一緒に過ごすことから始め，少しずつそういった時間を積み重ねていくことで，エディが他の社会的なつながりを再びつくっていくことの助けになるでしょう．

7. すべての援助者の健康を守る

ケアに関わるすべての人の健康を守るための最初の一歩は，摂食障害が家族に与える影響を理解して，自覚することです．次のような症状に気をつけましょう．

- 身体的な影響：筋肉の張りや痛み，頭痛，発汗，手の冷汗，動悸，口の渇き，吐き気，感染症へのかかりやすさ
- 精神的な影響：集中力が低下する，ぼんやりする，ユーモアがなくなる
- 感情的な影響：落ち込み，神経質，不安，イライラ，自尊心の低下，羞恥心や挫折感
- 行動面での不健康な変化：不眠，怒りっぽさ，喫煙量や飲酒量の増加，孤立

こういったストレスによる反応に気づいたら，次のステップは，それについて話し合い，問題を改善するための計画を立てることです（APT を思い出してください）．そしてもちろん，こうした反応が家庭内の他の人にどのような影響を与えているかをよく検討して，何が助けになるかを話し合いましょう．例えば，美術や創作，合唱などの定期的な講座に参加したり，あるいはしばらくの間，世話を他の人に代わってもらい他の社会的なグループに参加するなど，定期的に休息の時間をつくるようにしましょう．また，定期的に状況を見直しましょう．

親やパートナーやきょうだいが，誰か一人だけで世話をしている場合，特に地方に住んでいる場合にそうかもしれませんが，エディが病気になると一人ですべての責任を追わなくてはいけなくなり，限界に達してしまうかもしれません．どうやっても休息をとる方法なんて見つかりようがない，と思うかもしれません．しかし，パートナーや親戚，友人などが助けてくれるかもしれませんし，あるいは，電話相談（例：Beat UK），自助グループなど，他の経験豊かな家族や専門家に相談し，今後について話し合うことで，ストレスや孤立感を解消できるかもしれません．

振り返ってみよう

治療の重要な目的の一つは，社会的なつながりを強化し，人間関係における信頼と安心感を高めることです．病気によって弱ってしまったこのシステムを強化するために，家族は大きな役割を果たすことができます．これは，その後に他者とのつながりへと発展する前の，最初の一歩です．

第11章

情動知能と問題解決能力を高める

1. 極端な感情

　摂食障害を抱える人の多くが，自分の感情を処理したりコントロールすることを困難だと考えています．彼女たちは自分の辛い感情に気づいたりそのことについて考え，認めたりすることを回避しようとします．傷心や怒り，悲しみといったやっかいな感情を顔に出したり，口にすることは耐え難いと感じる人もいます．適切なタイミングで，適切な相手に，適切なレベルで，言葉や行動をもって反応することができないという人もいます．つまり，彼女たちは**「回避」というテクニック**を完璧に身につけているのだといえるでしょう．一方で，激しく極端な感情表現がみられることもあります．

　胎児の時期の出来事は，感情システムを鋭敏にすることがあります．ストレスの多い体験によって，生まれる前からの発達の過程で安全感の発達が妨げられることで，おそらく他の多くの人よりも感情的ストレスの影響を受けやすい状態になる可能性があります．そして，困難な経験や絶え間ない苦労は，家族の感情調整能力も圧倒し，それは後に，家族の一員が感情を調節するための戦略が未熟な摂食障害を発症することにつながりかねません．そして摂食障害は，エディの家庭や家族，しばしば親しい人の間にも，本当にもつれた網の目のように発展します．

　一般に，感情とは私たちをより人間らしくし，より良く生きられるようにしてくれるものです．情動知能の発達は，精神の発達において非常に重要なポイントです．このような発達プロセスが摂食障害によっていかに妨げられてしまうのか，飢餓状態によっていかにもつれはじめ，ひどく乱されてしまうのかについては，第2章（p.21）で述べた通りです．

　したがって，感情のコントロール法を学ぶこと，もしくはおそらく学び直すことが，摂食障害の治療にとって非常に重要となります．第8章（p.81）を読んだ家族の方は，自分の対応の仕方がカンガルー，ダチョウ，サイのタイプと共通するものがあることに気づいたでしょう．第8章では，家族がどのようにすればエディのお手本になって，うまい感情処理法を示すことができるかについて考えてみました．家族であるあなたも，自分の対応や行動の仕方を修正し変える必要があることに気づいたことでしょう．あなた自身が変わって，このことをうまく表現できるよう

になれば，エディもあなたからこういったスキルを学んだり，学び直したりすることができるのです．

　ネガティブな感情を誰かに伝える場合は困難やリスクがつきものです．エディがこれを乗り越えるためには，手助けが必要でしょう．摂食障害の人にはよくある傾向なのですが，エディはいつでも「みんなのお気に入り」であろうとします．しかしこのことによってエディは「自分の人生を自分でコントロールできない」と感じるようになってしまいます．自分の感情に素直になれなければ，傷心や怒りが溜まっていきます．溜め込むばかりで表現できない感情は次第に大きく激しくなっていき，やがて「自分は役立たずだ」とエディは感じるようになります．このようなネガティブな感情を表現することは，胸の悪くなるようなこと，手に負えないことだと彼女は思うでしょう．そして，こういった厄介な感情が引き起こされたときに，話し合うよりも抑圧しようとすることで感情の爆発につながってしまいます．

　エディにとっては，極端な感情の別のはけ口は，自傷行為，拒食，嘔吐，下剤の乱用，過剰な運動などしかないと感じられることもよくあります．身体の苦痛は心の苦痛よりも耐えやすいからなのでしょう．また，セルフ・コントロールがいったん崩れると過食に陥ってしまい，ますます激しい自己嫌悪を感じるようになって，感情をそのまま表現することがさらに難しくなる場合もあります．

　こういった傷つきやすさをもつ人にとっては，摂食障害は強烈な感情をコントロールしたり緩和したりすることの役に立ってくれるので，病気は治りにくくなってしまいます．拒食のために飢餓状態になると，苛烈な感情は和らぎ，エディの感情は「麻痺した」ようになり，エディは絶え間なく襲いかかるネガティブな感情を断ち切り，抑えることができるようになります．つまり，食事制限をし，感情を鈍らせることによって，人間関係の破綻や死別，引っ越し，転校，転職によって引き起こされる傷つきや苦痛，不公平さ，そしてエディの人生にとって大切なものが失われたり離れたりしてしまったという強烈な感覚を感じずに済むのです．

　過食や過剰な運動，嘔吐といった食に関連した他の行動もまた，こうした強烈な感情を和らげたり，避けたりするための手段だといえるでしょう．患者さんは自分自身のことを「いっぱいいっぱい」と表現することがあります．これは身体的感覚として感じられることもありますが，実際には感情で「いっぱいいっぱい」であるという意味なのです．このような感覚を嘔吐で解消しようとする人もいます．また，食べられなくなる人もいます．このように強烈でやっかいな感情によって，風船のように膨れ上がり，ぱんぱんで，はちきれそうに感じることで，食事が口にできなくなってしまうのです．

　感情を避けるという傾向は自動的に起こるものなので，エディは自分自身の感情に気づかないばかりか，非言語レベルの情緒的反応（例えば頬が赤くなる，涙ぐむ，口ごもる，顔を背ける，視線を落とす）を他人に気づかれるかもしれないということには思いも及びません．

行動してみよう **感情のコーチをする方法**

　エディに感情のコーチをするためには，5つの基礎となるステップがあります：**注目する**，**感情表現を促す**，**是認する**，**制御する**，そして**学習する**，です．

1．ネガティブな感情のサインを見つける

　例えば，黙り込む，目を伏せる，顔が赤くなる，涙ぐむ，感情のサインであるような目・鼻・口元のちょっとした動き，会話が中断されるなど．エディは表情による感情表出が抑えられているので，こういったサインを見つけることは難しいです．

　あなたがそのサインに注意を払っていることを示しましょう．

「あなたが動揺しているのがわかるわ．私が『〇〇』と言った時，あなたの目がうつろになった／あなたが顔をそむけたことに気づいたの．目に涙を浮かべていたし，これであなたが何か動揺しているか，怒っているのがわかるの．何を感じたり考えたりしているのか，もう少し詳しく教えてくれない？」

2．感情表現を促す

「私が思うに，もしあなたが悲しい／怒っている／動揺しているとするなら……」

　エディが困っていることを声に出すように促します．傷ついたと感じているのか，むかついているのか，怒っているのか？　エディに質問して，今どう感じているのかを言葉にしてもらいましょう．

「何を考えているの？」「そのことについて少し話してみたら，楽になると思わない？」「そのことについてちょっと考えてみるのもいいかもしれないわよ」じっくりと耳を傾け，文脈を理解しようとしましょう．何が起こっているのか分析するプロセスを通じて，エディをガイドします．具体的な感覚や感情はエディにとってあまりに異質なものなので，自分が何かを感じていることは分かっていても，それはたいていあまりに強すぎる感情であるため，正確に説明することができないことが多いのです．

3．是認する

　共感しながら，「私にはまるで……のように見えるわ」「間違っているかもしれないけれど，あなたは……のように見えるわ」「あなたは怒っている／悲しんでいる／傷ついているように見えるわ」「人がそういう表情をするとき，たいてい……と感じているわ」「あなたがどうして悲しいのか分かるわ．あなたは本当に退院できるのを楽しみにしていたわよね．がっかりしているのが分かるわ．私もきっと同じように感じると思うわ」と声をかけましょう．

　そうすれば，エディは自分が何を必要としているか，どのように人に邪魔されたり拒絶

されているように感じるか，どのような葛藤を抱えているのかに気づくような会話を広げていくことができるかもしれません．会話の目的は，困難を避けるのではなく，むしろ困難に取り組むことです．エディは困難を自動的に避けてしまいがちです．個人的な経験，特に困難なことについて話をすることによって，エディは自分の感情を吟味してコントロールする能力を高め，自分が抱いている感情が何か重要なことを告げるサインであるのか，あるいは過敏さゆえに過剰反応しているだけなのか，より大きな視点から理解することができるようになります．

　辛い気持ちにじっくりと耳を傾けましょう．軽く受け流したり，安易に慰めてはいけません．恐怖感といった辛い気持ちを無視されるのは，恥ずかしく屈辱的なことです（例：「ばかなこと言わないで．そんなこと怖がる必要なんて全然ないわよ」「あなたおかしいんじゃないの．そんなことぐらいで腹を立てるなんて」）．あなたがどれほどエディとは異なる感じ方をしているとしても，とにかくエディの身になってください．エディが訴えたいことを理解し，言葉に出して言えない隠れたメッセージをキャッチしようと努めてください．「あなたは……だから傷ついたのね」「あなたは……だから怒っているのね」「あなたは……のことでとても動揺しているのね．合っているかしら？」

4．制御する（感情をなだめ，切り換える）

　感情を制御する良い方法を形作ります．感情的な反応を表現する能力は，感情調節の核となるステップなので，うまく表現できたら褒めてあげるようにしてください．「辛い気持ちを正直に話してくれて，とてもうれしいわ．『傷ついたの／腹が立ったの／悲しかったの』と思い切って言えたのは，すばらしいことだわ」

　時にはエディが辛い感情を味わうことを認めましょう．エディに非現実的な期待をかけてはいけません．例えばエディがいつでもハッピーであってほしいと願うようなことです（こんなことは誰にもできません）．ポジティブな感情とネガティブな感情の間にはバランスがあるはずです．人間とはそういうものです．ポジティブな感情とネガティブな感情は人生を導くアクセルとブレーキであり，両方があってこその自分自身なのです．「あなたを抱きしめてもいい？　それから，何か一緒に楽しいことをする計画を立てましょう」

　エディに感情移入しすぎないようにしましょう．また，エディの感情に対して過剰に反応し，自分を見失ってはいけません．エディの悲しみや喜びは，あなた自身の悲しみや喜びではないのですから．**一歩下がって，必要なときにサポートや手助けをする家族でいましょう．ときには，言葉はなくとも，例えば抱きしめたり，思いやりをこめて肩をたたいたりすることで，サポートや手助けをしたいという気持ちを伝えることができます．**

　ネガティブな反応に遭っても，分別を失わずにいましょう．あらゆる失敗は宝だということを，あなたが手本になってエディに見せなければいけないのだということを覚えてお

きましょう．エディの気持ちが理解できない場合は（「何が原因でそうなったか」についてのエディの説明に納得できないなど），次のように言ってみてもよいでしょう．

「あなたが今どう考えているのかを説明してくれてありがとう．そのように感じて，動揺している／怒っている／落ち込んでいるのをかわいそうに思うわ．でも，私の見方は違うの．このことについて，私がどう感じているか説明するわね」

エディの感情に対して，過度に反応しないことが大切です．例えば，彼女の怒る様子を見てびくびくする，批判されて自己防衛的になる，取り残されたように感じて傷つく，彼女の無関心な様子を見て拒絶されたように感じる，などです．落ち着いた反応をするように努めましょう．必要であれば少し時間をあけてください．「今は疲れているの．このことはまた後で話し合いましょう」．しかし，話し合いの時間はきちんと確保してください．できないことを言ったり，守れない約束をしてはいけません．

5．学習する

感情があなたに教えてくれている必要なものとは何でしょうか？　感情的な反応は，満たされていない欲求のシグナルです．こういった欲求は，問題解決や行動戦略によって対処できることもあります．しかし，ときには**目標をリセットし，マインドフルネスや受容の戦略を使って，満たされない欲求に対処する**ことも重要です．

2．感情に気づき名前をつけることと，感情への敏感さ

エディは自分自身の感情に名前をつけて，その意味を明らかにすることが大の苦手ですが，他人の言葉の裏に隠された，特に自分を脅かすような感情には非常に敏感です．ですから，エディに対してはよかれと思っての嘘をつかないように気をつけてください．例えば，本当は怒っているのに「怒っていないわよ」と言ってはいけません．もしあなたが自分の情緒的反応を否定するなら，あなたはエディに感情を抑えたり避けたりする見本を示していることになるのです．

例えば，母親と一緒に外を歩いているとき，昔のクラスメイトとすれ違ったような場合です．エディはこう言います．「お母さん，私と一緒に歩いていると，他人にじろじろ見られるから，気まずいんでしょう？」エディのこの言葉に，どう答えるのが一番良いでしょうか．

自分の感情に率直でないならば，母親はこう答えるでしょう．「いいえ，あなたといて気まずいわけないでしょう．あなたはとっても素敵よ」エディの体重が 10 kg も減ったことで母親はひどく心配しているときには，これはよかれと思っての嘘だということになります．

自分の感情に率直な答え方の例をいくつか示します．

「昔のお友達に会うと，自分の病気のことを恥ずかしく思うの？」（エディは自分の感情的な反応を他人に投影してしまったのかもしれません）

「気まずくはないわ．でも先週あなたが何かできそうと私に話してくれた後に，体重が減ってしまったから，動揺しているし，心配なの」

3. 関係性の破綻

摂食障害を抱える人は，「世界や人々は論理的な規則や命令に従って動いている」と考える傾向があります．しかし，実際の世界では予期せぬ不可解な出来事が起こって，緊張や失望感，誤解が生じることがあります．それによって関係性が破綻してしまうこともありえます．関係性の破綻を引き起こしてしまった，根底にある感情や考えを一緒に探り話し合うことで，長期的にはより強い絆で結ばれ，より親密な関係性を築くことができるのです．

A. 関係性の破綻（感情的傷つき）を修復する取り組み

過去の感情的な問題を解決するために，APT アプローチ（気づく，計画する，やってみる）を使用することができます．

過去の問題を認める

過去の問題を認め，後悔していることを表明することは，今後の関係を維持するために必要なスキルを示す，素晴らしい機会です．間違ってしまったことは後から明らかになってしまいます．しかし間違いは，将来のために学び，より賢くなるための機会であり，したがって，すべての間違いは，今後起こる問題にどのように取り組めばよいか学ぶための経験を私たちに与えてくれる宝物です．

「あの時ああしておけば！」と責める考え方は有害である一方で，思いやりのある考え方は役に立ちます．

摂食障害の患者さんがまだ若い時には，心が十分に発達しておらず大局を見ることができないため，困難な出来事に対処することが難しいです．また，エディが年齢を重ねると，とても複雑な感情が混在するようになってしまうため，同様に理解することが難しくなることがよくあります．適切な支援と家族のケアする力によって，エディの辛い過去の記憶は認められ，話し合うことができるようになり，新しい捉え方の中に組み込んでいくことができるようになります．

私たちが家族とともに治療に取り組んできた中で分かったのは、「私にとってのあなたとは」をテーマにした手紙が、新しいポジティブな関係性の基盤につながるということです。エディは、基本的な安心感があまり発達していなかったり、病気の悪影響を大きく受けたりして、あなたが自分を愛しているかどうか疑っていることがあり、この手紙はその基盤を築くのに役立ちます。

　こういったやり取りの計画をしていくことが重要です。メモや手紙を書くことで、より広い視野を保つことができます。実際に患者さんの家族の一人であるローズマリーが書いた手紙を見てみましょう。よいアイディアになるかもしれません。

親愛なるジェーンへ

　これまで私たちが一緒に過ごしてきた生活を振り返って、あなたの母親としての私の役割について考えてきました。私たちの関係は、私が望んでいたほど良いスタートを切ることができませんでした。

　あなたも知っているように、私の父親は私があなたを妊娠しているときに脳腫瘍と診断され、あなたが生まれてまだ6ヵ月のときに亡くなりました。私は自分の悲しみのせいで、あなたのニーズや考え、感情をうまく読み取ることができなかったのだと思います。あなたが苦痛を示すと、私に苦労や不安を与えてしまうということを、おそらくあなたは学んだのでしょう。私は確かに、あなたが何に喜びを感じているかを理解したり、その喜びを分かち合うことに苦労していました。だからあなたはストレスに対してより敏感になったのかもしれません。また、人から安心して癒してもらってもよいのだということを学べなかったのかもしれません。

　私はこの関係を修復するためにベストを尽くしたいと思っています。もう二度と間違えないという約束はできないけれど、私にとっては、あなたと良い関係を築くこと以上に大切なことはありません。これが私たち二人の支えとなり、力になると思っています。だからまず、あなたに切ってほしかった人生の力強いスタートを、私が与えることができなかったことを許してもらうことから始めたいと思います。

　状況はそれぞれ違います。また別の患者家族であるグレースからの手紙も見てみましょう。

親愛なるエリーへ

　あなたが生まれたときから、お母さんはずっとあなたのことを愛していたことをわかってほしいの。4月のあの日、看護師さんが「女の子です、かわいい女の子ですよ」と言っていたのが今でも思い出されるわ。病室でミルクをあげていたことも覚えているわ。そし

て，あなたが成長するにつれて，たくさんの素敵な思い出ができたの．

　でもこの 2，3 年は，あなたの人生はとても大変で，いろいろなことがうまくいかなかったんだと思うわ．ベアはあなたの親友で，彼女がロンドンで働くようになる前は，一緒にいろんなことをしていたわね．それからあなたは新しく始めた仕事で，クリスと毎日仕事をするようになったみたいだけれど，彼はとても不器用なタイプのようね．（あなたの話からすると，毎日のように彼のことで困っているようね！）．

　そして今，私はあなたの結婚が破綻してしまっていることを知っているわ……．E の気の短さや暴力のことを私に話しても良いと思ってくれて，本当によかった．あなたがここに帰ってこようと思えたこと，仲の良い友達に話そうと思えたこと，そして彼らがあなたを乗り越えられるように助けてくれたことがとてもうれしいの．

　それから，私たちがお互いに正直に話すことができて，とてもうれしいわ．私は，あなたが怒鳴るのは本当に嫌だと伝えたけれど，（多分あなたは本当は，世界やあなたにとってうまくいかないことすべてに対して，怒鳴りたかったんじゃないかと思うんだけど，合っているかしら？）今日，落ち着いてから「ごめんなさい」と言ってくれたことが，とても嬉しかったの．

　先生がおっしゃった「神経性やせ症　むちゃ食い／排出型」という病気に打ち勝とうとするあなたの一生懸命さが伝わってきて，とても誇らしい気持ちよ．

　親愛なるエリー，私はずっと，これからもずっと，あなたを愛しているわ．

愛をこめて，お母さんより

振り返ってみよう

1. この章では，摂食障害の病的な状態の一部である，脅威に対する感受性の高まりと表情の抑制によって引き起こされる，混乱した感情の相互作用について述べてきました．また，病気のために社会的なコミュニケーション能力が低下しているエディのために，どのような配慮が必要であるかについても述べました．

2. あなたの役割は，適応的で賢明な感情調整スキルを使い，温かさと思いやりをもってコミュニケーションすることで，お手本を示して教えることです．これは簡単なことではありませんが，エディが回復するのを助けるために頑張ってみる価値が十分にあります．

3. エディとの話し合いでは，難しい話題になるかもしれないので，あらかじめ準備しておくようにしましょう．何を言いたいかを考え，自分の言葉を使って，エディに「あなたの健康を守るために，入院や活動制限が必要になることがある」ということを，**優しく指摘**するようにしてください．

第 12 章

拒食に取り組む

はじめに

　この章では，食事に関する数多くの困難を，あなたとエディがどのようにして乗り越えていけば良いかについて述べましょう．摂食障害という病気の経過中，さまざまな段階で私たちは食事の問題と向き合うことになります．もちろん，本章に書かれてあることのすべてが，そのまますぐにあなたやエディに当てはまるというわけではないでしょう．エディの病状に応じて，あなたたちが取り組むべき問題もその都度変化しているはずだからです．しかし，今すぐすべてが役に立つわけではないとしても，本章の内容は，あなたがこれまでの進歩を振り返るための助けになるでしょうし，今後の成果に希望を与えることと思います．

　摂食障害治療のゴールは，食べ物や食事を本来の役割へ戻すことです．つまり，「燃料」としての役割です．さらに，「食」は世界中のあらゆる文化において中心的な役割を果たしており，社交，祝い事，娯楽に欠かすことのできないもので，人とのつながりや喜びを分かち合うための重要な要素です．ですから，普通の生活（仕事，学校，人間関係，友達，学校など）に戻ることは，普通の食事（バースデー・ディナー，食事への招待，昼食会，友達のために料理をする，ピクニック，バーベキューなど）に戻ることでもあるのです．治療の初期には「食べ物は燃料」に過ぎませんが，治療過程が進むにしたがい（数年かかることもあります），エディが食べ物を友達，家族，会話，付き合いといった文脈の中で捉えられるように手助けすることが治療の目標です．しかし，これはエディには困難な課題であり，想像もつかない，不可能なように感じられることでもあるのです．

　したがって，エディが摂食障害から回復することを助ける場合，そのゴールは次の点について学び直すことです．

1. 身体の必要に従って食べる．
2. いろいろなものを，こだわりなく食べる．
3. 他の人と一緒に楽しく食べる．つまり，「人生」という大局的な文脈において食事を捉える．

これらのゴールに到達するためには，段階的アプローチ法が用いられます．

1. 食事と食行動の役割を考える

A. 食べることに議論の余地はない

すべての生き物は，生きるために食べなくてはなりません．食べるべきかどうかについて，議論の余地などありません．身体ではさまざまなコントロール・システムが働いて，個体が餓死しないように常に監視しています．身体と脳のあらゆる器官に栄養を与えるために食べるということは，すべての生命体に備わった基本的欲求のひとつなのです．

摂食障害，とりわけ神経性やせ症は，このような欲求にストップをかけるものです．患者さんはどんなわずかな食事でも，ときには水分さえも摂ろうとせず，そのため生きることの核心となる側面の一つが阻害されてしまうのです．たしかに食事は議論の余地のない領域ではありますが，いつ，どこで，誰と，何を，どのように食べるかについては，議論の余地が**あります**．

早期に体重が回復すれば罹病期間も短くなるので，変化することについてエディとできるだけ早く話し合うことが大切です．罹病期間が長くなると，異常な食行動や儀式行為はますます根深いものとなって，高度に習慣化してしまいます．病気が長引けば長引くほど，エディが変わることについて考えることはますます難しくなります．ですから，変わることについて話し合うことが最優先です．早ければ早いほど効果的です．

B. ご褒美と罰について

私たち人間は誰でも，報酬が得られるとモチベーションが高まるようにできています．例えば，「楽しい」とか「良い」と感じられるような場合です．また，報酬が得られないことはしたがりません．言い換えれば，「嫌だ」と感じられるような場合です．このような原則が，摂食障害の場合どのように働いているのかを説明するのは難しいことです．第三者から見ると，**「食べない」**ことがいったいなぜ報酬を得られることなのか想像ができません．しかし，摂食障害の人にとって「食べない」でいることはメリットがあると感じられているようなのです．おそらく，飢餓状態に対する生体反応や食べないことへの意味付けに何らかの異常があるのでしょう．あたかも，飢餓状態がますます彼女たちの気持ちを高め，元気で活動的にしているかのようなのです．さらに，飢餓状態から生じる二次的な効果も報酬となるか，何らかの形で満足感を与えてくれるのでしょう（例えば，より多く人の注意を引くことができる，心配してもらえる，優しい言葉をかけてもらえる）．しかし，それが習慣になってしまうと，本来の目的からは切り離されて，「心ない」繰り返しの行動になってしまいます．

これらの原因を探るため，モーズレイ病院では患者さんに「神経性やせ症さん」という友達に

宛てて手紙を書いてもらうことにしています．質問紙法も開発されて，神経性やせ症を抱える300人以上の女性を対象に，「摂食障害のもつ良い面・悪い面」についての統計調査が行われました．もっとも回答の多かった「良い面」は以下の通りです．

- 神経性やせ症でいると安心できる．安全で，セルフ・コントロールができていると感じられる．
- 神経性やせ症でいると，私の苦しみを周囲にわかってもらえる．
- 神経性やせ症でいると，大人にならないですむし，そうすることで責任を負わずにすむ．

これらのうちいくつかは，あなたの家族にも当てはまるかもしれません．エディが変化して摂食障害を乗り越えるためには，このような報酬を得るための他の方法を見つけられるように家族のあなたが手助けする必要があります．

例えば，

- エディが安心できて，安全でセルフ・コントロールできていると感じられるような他の方法を一緒に考える．本書のはじめで述べたように，このための最善の方法は，**穏やかさと一貫性，思いやりと愛情**でエディを包むことです．摂食障害の患者さんを抱える家庭ではよくあるように，皆が心配や不安でぴりぴりして慎重になっているときにこのような雰囲気をつくることはけっして容易ではありません．
- より効果的なコミュニケーション方法とストレス対処法を一緒に考える（情動知能を高めるためのコーチをする：第11章〈p.132〉参照）．
- 自己責任を負うことがプラスと思えるようになるためにはどうすればよいのかを一緒に考える（問題解決能力を高め，柔軟性を高め，ものごとをより大きな視野で眺めるようにするためのコーチをする）．

拒食を維持していると考えられるシステムを説明するために，モデルを作成してみました．このモデルよって，エディの食行動や食べるものに（体重や体型については二次的に）異常な意味づけ・価値づけが行われていく過程がわかるでしょう．このような意味づけは患者さん個人の情報処理過程（柔軟性の欠如，細部へのこだわり）と感情システムの変化に伴って，アイデンティティに深く刻み込まれ，行動面に影響を及ぼします．その結果，食事がルールに縛られたり，特定の食べ物を避けたりするようになるのです．食行動は日常生活の文脈からはずれてしまい，単に空腹を満たしたり必要な栄養素を摂るための，あるいは人と人を結び付けるための行為ではなくなります．食事に関するルールは体重コントロールに関連している**こともありますが**，ほとんどの場合はもっと複雑です．例えば，気分が良いから食べてもよいのか，食べるという報酬を得るに「値する」から食べるのか，食事を「対価として得る」ことができるほど十分に働き／勉強し，良い成果を上げた／成績をとったから食べてもよいのか，自分という存在が一定の空間を占めるに値するのかなどです．そのルールは食べ物の機能，例えば，色や美しさ，性的関心やパフォーマンスへの影響なども含まれることがあり，奇妙にみえる場合があるかもしれません．「食

事を縛るルール」の多くは，その裏に複雑な感情が隠されているのです．これらの感情は個人特有で，事実に基づいていないことが多く，食べ物や食事に直接関係しているものです．

　ここで「食事のルール」の例を挙げてみましょう．

> 「これを食べると太るから食べてはいけない」
> 「この食べ物は緑色だから食べてはいけない」
> 「お皿の食べ物を時計回りに食べると，少し安心できる」
> 「一口ごとに 15 回噛まないといけない」
> 「まず野菜，それからタンパク質，炭水化物の順に食べなければならない．ごちゃまぜにしてはだめ」
> 「脂肪を少しでも食べると体重が一気に増えてしまう」
> 「赤い食べ物は毒になるので食べられない」
> 「ちゃんと勉強しなかったら，今日は晩ごはんを食べてはいけない」
> 「いつでもお皿にちょっとだけ残さないとだめ．お米やコーンフレーク一粒だけでも」
> 「課題 A を予定通りに終えられなかったので，食事を食べてはいけない」
> 「私が食べるものは必ず熱くないとだめ」
> 「テストの点数が良くなかった．私はだめな子だから食べてはいけない」
> 「食事はきちんと時間通りでないとだめ．朝食 8 時，昼食 12 時半，夕食 6 時．少しでも遅れたら食べない」
> 「X というブランドのヨーグルトしか食べない」
> 「今日は計画していた運動を達成できなかったから，食べられない」

　もしかしたら，このうちのいくつかに心当たりがあるかもしれません．また，あなたの愛する人も，自分なりの厳格な食に関するルールを決めているかもしれませんね．

　エディにとっては，自分が独自に決めた食べ物と食行動に関するルールに従うことで，一時的であるにせよ不安が軽減します．これは，特に秩序とコントロールを重んじる強迫的傾向が強かったり，強度の不安を伴う場合，または他人の反応に敏感すぎる場合に顕著です．エディはまた鋭い観察力の持ち主で，食べ物をその構成要素に変換して考えるのかもしれません．例えば，この食べ物は何カロリーあるのか，脂肪分は何パーセント含まれるのかなどです．このような食行動のパターンを変えるためには，ものごとを大局的に眺められるようになる必要があります．つまり，一歩下がって，ものごとの意味や価値をより広い視野のもとで捉えるということです．**さらに，食べ物に関する強迫的で不安を伴う思考パターンも改められるべきです．この場合，必ず強度の不安を伴いますから，これに耐え，乗り越えていかなければなりません．サポートするときに，あなたが感情に振り回されず冷静さを保てれば特に，強い不安も解消されるでしょう．**

C. 代償行動および「安心行動」

エディはただ人を喜ばせたり人の怒りを和らげたいために食事を食べる場合があります．あるいは，強烈な食欲という刺激（抑えがたい空腹感）に反応して食べる場合もあります．さらに，異常な食行動を隠そうとして食べることもあります．このような「ルール無視の食事」は，エディに強度の不安を引き起こします．

> 23歳になる私の娘が神経性やせ症になったとき（過食／排出型でした），彼女は毎晩のように身体によい食べ物をテーブルいっぱいに並べて，それを全部食べてしまっていました．当時私はまだ「摂食障害」という言葉を聞いたことがなかったので，彼女の体重がなぜ減るのかわからなかったのです．（グレイン・スミス）

> 私は友達から虚弱で，感情的で，見かけばかり気にしている人間であると，つまり摂食障害患者のイメージ通りだと思われるのが嫌でたまりませんでした．ですから，もし誰かと食事をしなければならないときには，何日も前から厳しい食事制限をしました．そしてディナーのときはできるだけ普通を装って食べて，恐怖感を隠そうとしたのです．「食べ過ぎて」しまったときはパニックに陥って，自分を「甘やかした」罰に何キロも歩いて家まで帰り，運動して，翌日また食事制限をしました．（アナ・クレイン）

このような不安を解消して安心を得るために，さまざまな「安心行動」が用いられます．嘔吐，下剤の乱用，過激な運動などや，気休め的なことを考えて（「この場さえしのいだら，あとは好きなように食べるわ」「無理やり食べさせられるのは，食べたうちに入らないわ」），不安を紛らそうとすることなどが含まれます．

> 娘は私と一緒に食事をした後，「テレビを見たい」と言って2階の自分の部屋に上がって行きました．途中でトイレに入って，食べたものを全部吐くためだったのです．何が起こっていたのか理解するまでに，すごく時間がかかりました．（グレイン・スミス）

> 摂食障害がだいぶ回復した頃，私はまだ自分一人ではちゃんと食べられなかったので，家族に食事を出してもらうようにしました．自分自身で食事を用意して食べることは，自分を甘やかしているということととらえていました．私はつまらない人間で，役立たずだと思っていたのです．しかし，人から食事を用意してもらうことは，そうではなかったのです．自分に選択権はないので，食事の後の後ろめたさが少し和らいだのです．（アナ・クレイン）

「安心行動」は食事によって生じる不安を軽減してくれるので，ひとたび始まるとあっという間に強化され，習慣化してしまいます．

ときには，エディは他人を巻き込んで，気休めを求めることがあるかもしれません．例えば，

> エディ「これを食べたら，きっと太るわ」
> あなた「大丈夫，太らないわよ」

家族のあなたがエディに気休めを与えれば与えるほど，堂々巡りになってしまいます．このような答え方をすると，エディは摂食障害特有の思考パターンを繰り返すばかりで，かえってこれが強化されます．理想的には次のように，家族がエディの言葉に正面から応じないようにすることです．

> あなた「私たち人間は誰でも，生きるためには食べ物が必要なのよ．それはわかっているわね．『エディにへたな気休めを言ってはいけない』と○○先生に言われたの．だから，これ以上何も言わないわ」

D. 健康のための新しい習慣

摂食障害治療の目標は，食事を縛るルールを緩和したり，安心行動がやめられるように手助けをして，**患者さんが変化するためのスキルとモチベーションを高めることができるような**舞台作りをすることです．

学習と記憶は，脳の成長と神経細胞の発達を伴う，活動的なプロセスです．栄養障害によって脳の成長因子が阻害されると，学習やその他の脳機能が影響を受けます．このようにして悪循環が始まります．飢餓状態は，社会性をつかさどる脳機能や認知機能の発達を妨げます．その結果，社会的，情緒的ならびに知的機能が障害されてしまいます．つまり病気が治るために必要な思考力や，自分の感情，思考，行動を一歩下がって客観的に眺める能力が障害されるのです．そしてこれが新たな罠となるのです．

エディは退行して，子どもがえりしたように見えることがあります．

> 娘が23歳のとき，とてもやせてしまって状態が悪かったのですが，ときどき理解力も認知能力も，まるで3歳児のようにふるまうことがありました．（グレイン・スミス）

> 決断力はなくなってしまいます．何をするにも人のアドバイスを求めたり，「大丈夫」と言ってもらったり，許可を得なければできなくなります．誰かの助けなしには，人の言

動や気持ちが理解できなくなるのです．食事だけではなく，毎日の生活すべてについて，まったく他人に依存的になってしまいます．（アナ・クレイン）

　生命の維持や脳機能の改善を目的として短期間，強制的な栄養摂取や，無理強いのみによって摂食障害の行動を矯正しようという試みが行われる場合があります．しかし，このような方法は永続的な変化をもたらすことはできません．実際には，強制することは食物への恐怖の記憶をよりいっそう，植え付けてしまいかねません．

　制限され，ルールに縛られた食事パターン自体が改められない限り，これらは習慣化し，脳のシステムに組み込まれてしまいます．

　したがって，摂食障害を抱える人を助ける場合，バランスのとれた行動が必要です．つまり，一方では本人のモチベーションが高まり，ルールに縛られない食事を試したり，安心行動をやめてみようと思えるように，必要な手助けを行うこと．他方では，栄養失調や摂食障害の症状によって脳細胞が死滅し，報酬回路や学習，発達といった脳機能の障害が起こらないようにすることです．

まとめ

　摂食障害の習慣は自動化され，感情や思考などの，高次の機能レベルと重なって，より深く定着してしまうため，克服するのはかなり大変です．問題なのは，病気の食習慣がエディにとって高いレベルの不安と関連していることで，さらなる悪循環が引き起こされていることです．そして，エディの病気や飢餓の兆候を見ると，身近な人が恐怖を感じてしまいます．このように双方の不安が強くなることで，食事場面が戦場になってしまうことがあります（摂食障害の入院病棟でもこのようなことが起こるという研究結果が出ています）．食事やストレスの記憶はさらに深く刻まれ，ますます食事への不安が高まる，という具合です．家族が自分自身の不安を解消し，食事が落ち着きと気遣いにつながるような場面となるように環境を整えることで，この悪循環から抜け出すことができるのです．これは大変なことですが，必要不可欠なことです．

E．身体はリベンジする ─過食という罠─

　ルールに縛られた食行動と，食欲をコントロールするために身体が発するサインとの間には，やがて極度の緊張が生じるようになります．身体と脳は正常に機能するための栄養分を必死で欲しがって，食欲を増すようなメカニズムをいろいろと駆使し，飢餓による栄養障害と闘おうとします．このような先天的メカニズムの強度には個人差があります．遺伝的に拒食症の素因がある人は，食欲のコントロール・システムが大雑把にできている可能性があります．異常な食行動が

一定期間続くと，脳のデータバンクからこれまでの人生における正常な食べ物や食事，食欲に関する記憶と経験が失われるのです．したがって，正常な食欲コントロールを取り戻すためには，「空腹」と「満腹」という基本的な概念を学び直し，少しずつトレーニングを行う必要があります．

「報酬回路」が非常に過敏になってしまい，一度食べだすと止められなくなってしまうケースもあります．「食べたくて食べたくてしかたない」という激しい過食衝動の始まりです．

ルールに縛られた食事が食欲と交戦状態に入ると，過食や盗食などの異常な食行動が始まります．このような衝動や，激しい渇望に対する反応は，個人によってさまざまです．例えば，制限型の拒食症では，嘔吐のような排出行動はみられませんが，むちゃ食い／排出型では，排出行動が遅かれ早かれ出現します．過食をやめるためにどのような手助けをすればよいかについては，第 13 章（p.180）で詳しく述べることにしましょう．

2.　悪い食習慣をどう変えるか考える

A.　栄養リスク・スケールを用いる

第 7 章（p.68）では，変化するためのモチベーションを高める目的で，「心の準備度スケール」を用いることについて述べました．ここでは，変化するためのモチベーションと客観的にみた栄養状態の安全性の間のバランスについてエディと話し合うために，同じスケールを使うことにします．「栄養リスク・スケール」を用いれば，病気が健康や QOL（クオリティー・オブ・ライフ）に与えかねない短期的・長期的な悪影響を，エディがどの程度認識しているのかがわかるでしょう．**このスケールは，栄養状態について話し合うための糸口として使用するものです．**

栄養リスク・スケールを使って，エディと一緒に他の摂食障害をもつ人のリスクについて話し合ってみましょう．例えば，「摂食障害の友人に何と言う？　その家族には何と言う？」などです．

他の摂食障害の人の話や経験について話したり，「あなたはこう感じる？」と尋ねたりすることで，例えば激しい食事制限や過食嘔吐などの長期的な影響について，より冷静に考えられるようになることがあります．エディに「あなたはこう感じる？」と尋ねることで，エディは自分自身の状態や状況について考えてみるきっかけになるかもしれません．

栄養リスク・スケール

栄養状態を安全に管理し，十分に健康な栄養状態を維持する能力

1	2	3	4	5	6	7	8	9	10

1. 「栄養リスク・スケール」を用いて，エディに「現在，どの程度健康的な栄養状態を保つ能力があると思うか」と質問します．0 から 10 の点数で答えてもらい，スケールに記入してください．

2. その点数についてよく考えるため，以下のような質問を続けましょう．

「なぜその点数なの？」

「0 点ではなくて，その点数なのはなぜ？」（前向きな変化に関するエディの考えや行動についての質問ですから，答えを引き出すことによって，彼女のモチベーションを高めることができます）．

「7 点を取るためには，どうすることが必要だと思う？」

「あなたが 7 点から 10 点を取るためには，どんな助けが必要だと思う？」

　今あなたはエディを励まして，彼女が「変わりたい」と宣言するための舞台作りをしているのです．

3. あなたの判断とは反対に，エディは高い点数を付けるかもしれません．そのような場合，同じスケールを用いて**あなたの評価**を述べてもよいでしょう．

「同じスケールを使って，私の目から見たあなたの点数を付けてみてもよいかしら？」

4. これまでの観察結果を交えながら，なぜあなたがエディにその点数を付けたのかを穏やかに説明しましょう．

「あなたは寒さにとても弱いから，私だったら 4 点を付けるわ．2 階のあなたの部屋に行くと，いつもヒーターがついているけれど，これは栄養状態が良くないサインの一つでしょう」

「あなたは低血圧で，脈拍もとても遅いと〇〇先生がおっしゃっていたでしょう？」

「〇〇先生は，採血結果にいくつかの異常があるとおっしゃっていましたね」

　批判的であったり，判断をしているように聞こえないよう注意してください．「1 人称」（「私は……ということに気づいたわ」），または「3 人称」（「〇〇先生は……とおっしゃったわね」）の形で説明しましょう．

「あなたは……だ」と決めつけるような言い方は禁物です．非難しているように聞こえます．

あるいは，次のようなコメントでもよいでしょう．

「あなたが付けた点数は，私が付けた点数よりも高かったわね．もし私が悲観的すぎるのなら，そのわけを言ってくれない？　あなたがちゃんと自己管理できていて，高い点数が付けられるという証拠が何かないかしら」

5. エディとあなたの点数が食い違っている場合，エディにこう質問してみましょう．

「あなたの健康を保つには，どれぐらいのサポートが必要かしら？」

「あなたが栄養状態をどう管理するかは，あなた次第なのよ．あなたにしかできないということを忘れないでね」

エディに選択する自由と能力があるということを，できる限り強調してください．モチベーションを高めるために役立ちます．

6. 選択の自由を強調する一方で，必要があればあなたはいつでもエディを助けるつもりであると伝えましょう．

「あなたの栄養状態が改善するために私にできることがあれば，いつでも言ってね．どんなことでも，あなたの助けになれれば心から嬉しいの．だから，私が必要な時はすぐに教えてね．いつでも待っているわ」

B. 安全な栄養状態のために社会がとるべき責任

　十分な時間をかけて，栄養障害がエディの人生と健康に与える影響について彼女の自覚が高まっていけば理想的です．また，十分な時間をかけてエディのモチベーションが高まり，彼女が食行動について考え，変化し始め，その変化を維持することができるようになれば理想的です．さらに，十分な時間をかけてエディの自尊心と自信が回復し，彼女が失敗や挫折を乗り越えられるようになれたら理想的です．しかし，そのために必要な時間や手段が家庭では得られないような状況もあります．例えば，彼女が医学的に非常に危険であったり，不安定な状態にある場合です．

 行動してみよう　医学的リスクを明らかにする

　標準的な成長発達曲線を，日本小児内分泌学会のホームページ（http://jspe.umin.jp/medical/chart_dl.html）で確認してみてください（訳者注：原書では米国疾病予防管理センターの URL が掲載されているが，日本の読者にとっての有用性を考え，内容を変更した）．

BMI が 13.5kg/m^2 以下になると医学的リスクが高く，入院治療の適応となります（訳者注：入院治療の適応に関しては，日本でもほぼ同様の基準で判断されている）．このような状態に陥った場合，医師は患者さんの生命保護のため「精神保健福祉法」（第 6 章〈p.57〉参照）の行使を考えます．このような極端な低体重では，合併症や死亡の危険性があることに加えて，精神保健福祉法が行使される場合もあるということをエディと話し合っておく必要があるでしょう．実際，あらゆる精神疾患の中でも神経性やせ症はもっとも死亡率が高いので，このような話し合いは理にかなったことなのです．医療関係者であるかどうかを問わず患者さんのケアにあたる人々は，一般論として，精神保健法を行使する必要のあるケースについて話し合っておくべきでしょう．これは良質な医療の一部として必要なときに用いられるべき手段であり，けっして脅しやいじめのために使われるようなことがあってはなりません．エディが入院を希望しない場合に入院治療が行われる場合でも，いつもと同じく話し合いによって彼女のモチベーションを高めながら，優しく説得することが望ましいでしょう．しかしながら，医学的リスクが高い場合は，栄養状態の改善が何よりも優先されます．

　BMI 16kg/m^2 は，世界保健機関（WHO）によれば，重度の栄養失調とされています．
　現在回復期にある摂食障害の人の中には，このようなグラフをめぐる議論が，病気の時には役に立たなかったとコメントする人もいます．彼女たちは，グラフ上の自分の位置を視覚化することで，より低い BMI カテゴリーまたは「重度の栄養失調」などとみなされるように体重を減らすモチベーションがさらに高まりさえしたと振り返っています．家族としては，自分一人で BMI をプロットして状況を把握し，エディとは医学的リスクとその結果について一般的な会話をすることがより効果的でしょう．栄養リスク・スケールを使って，次のようにエディに状況を冷静に説明しましょう．
「あなたが，自分自身の栄養状態を把握するのは難しいようね．もう少し客観的に観察してみれば，あなたの健康／成長が，危険な状態にあるのは明らかなのよ．でも，あなたにはそれが実感できないのね．栄養リスク・スケールの点数が，あなたと私で大きく違っているのが何よりの証拠よ．ほら，あなたの点数はここ．でも，私のはここ．まるであなたは摂食障害の罠にかかって，『どこも悪くない．私は大丈夫』と思い込んでしまっているようだけど，それはまちがっているわ．私はとても心配なのよ．誰かの助けが必要だわ」

　前回と同様に，病気がエディの健康に与える影響について，話しかけやすい言葉を見つけてエディと話し合ってください．

　家族であるあなたにはエディの健康状態を守る責任があるということを，穏やかに説明

してください. セント・バーナード犬の役割を思い出しましょう.

 行動してみよう　　エディに社会的責任について説明する

「もし病気のせいであなたが自分の栄養状態について責任が負えないのであれば, 家族は
あなたの命を守る必要があるの. 家族であるあなたの健康状態を管理する責任があって,
もし見て見ぬふりをすれば, 義務不履行だと裁判所でも判断されるでしょう」

「摂食障害を抱える人の健康を守る責任は社会にもあるの. だから, 精神保健福祉法のよ
うな法律が在在するのよ. 精神保健福祉法の意味については覚えている?」

「あなたの健康を守るために, 社会にはどの程度の責任があるかしら?　点数にしてみま
しょう」

1	2	3	4	5	6	7	8	9	10

社会に助けてもらう必要はない　　　　　　　　　　　　　　　　社会の助けが必要だ
危険な健康状態ではない　　　　　　　　　　　　　　　　　危険な健康状態である
他人に栄養を管理してもらう必要はない　　　　　　　　　栄養を管理してもらうために
　　　　　　　　　　　　　　　　　　　　　　　　　　　行政や法の手助けが必要だ

「なぜ 7 点ではなくて, その点数なの?」

「1 点になるためには, 何が起こる必要があるかしら?」

「1 点になるためには, どんな助けが必要かしら?」

　摂食障害が重症の場合は, エディが現実的にものごとを考えるのは難しいでしょう. そ
のようなときは, 次の会話を参考にしてください.

「あなたは『誰の助けもいらない. 自分の栄養状態は自分で管理できる』と言ったわね.
あなたがそう感じたのは確かだと思うわ. でも, それは客観的事実とは正反対なのよ. 法
律にかなう範囲で, 私たちにとって一番制約の少ない方法を考えてみましょう. 私は, あ
なたが入院するよりも, 家で回復してくれるほうがうれしいわ. そのためのプランをあな
た自身で立てることができたら, そのほうがいいと思うの. そのためには, 私はどうサポー
トしてあげたらいいかしら. あなたには他にはどのような助けが必要かしら」

3. 摂食障害のルールを客観的に眺める

　ルールに縛られた食事を改めるためには, どのようにしてモチベーションを高めていけばよい
のでしょうか. ここでは, 実際の治療で使われている方法を説明することにしましょう. これら

の方法をいつでも念頭において試みてください. きっと役に立つことと思います.

A. 会話を用いる

　エディが変化するためには, 「摂食障害に冒されていない自分」としてのアイデンティティを補強する必要があります. 目標は, その場に応じた柔軟なものの見方ができるようになることです. そのための第1段階は, 「ものごとにはプラス面とマイナス面がある」という事実を理解することや, 「どちらともはっきりしない, 2つの気持ち」を抱えていられるようにすることです.

● 現状のプラス面とマイナス面は？
● 変化しようと取り組むことのプラス面とマイナス面は？
● 「摂食障害に冒されていない自分」としてのアイデンティティやライフスタイルのプラス面とマイナス面は？

　治療場面での会話は, 次のようになるかもしれません.

> 「あなたの食事パターンはすっかり習慣化してしまったようですね. それをやめることを考えてみただけでも, きっと恐ろしいことでしょうね」
> 「あなたの食欲コントロール・システムは, 摂食障害のせいですっかり壊れてしまったようですね. これからどうすれば正常な栄養状態に戻れるかを改めて学ぶには, たいへんな努力が必要でしょう. もしかして, 難しすぎて自分にはできないと思っているのではありませんか？」

> 　これらのコメントは, 変化することの難しさをことさら強調しています. 治療者は「あまのじゃく」を演じて, 「変化するのはとても難しいことだ」とほのめかしています. こうすれば, 自然な反応として患者さんからは正反対の答えが返ってくるでしょう. 「そんなに難しくはないはずです」「私には……することができると思います」

　エディなら次のように答えることがあるかもしれません（一字一句このままではないと思いますが）.

> 「私にはできないと, 怖気づいているわけではないわ. だって, よくなったところもあるのよ. 例えば, 以前なら食べ物を罰やごほうびとして利用していたわ. 1日を自分がどのように過ごしたかによって, 『これぐらいなら食べてもよい』とか『食べてはいけない』とか決めていたもの. 今では, 1日の過ごし方に関係なく食べることができるのよ. それに, 以前だと自分が空腹なのかどうか正しく判断できなかったから, 食べることが難し

152

かったの．以前はノンカロリー飲料ばかり選んでいたけど，最近はヨーグルト飲料やスムージーを飲んで，カロリーを増やすようにしているわ．空腹のサインや，自分の気持ちが自分自身をだましているということを学んだのよ」

あなたも「あまのじゃく」的な立場をとれば，エディにとって摂食障害であることの利点は何かを知ることができ，同時にエディの心の中に問題提起をすることができるでしょう．

「病気でいることで，あなたのプラスになるようなことがきっとあるのね．それとも，病気をよくしようとすることで何か失うものがあるのかしら」

これらの質問の目的は，エディに自己矛盾に気づいてもらうことです．このようにして摂食障害を乗り越えようとすることは，エディにとってとても苦しいことです．その苦しみの表現方法は人によってさまざまで，**激しく怒ったり，叫んだり，大騒ぎしたりするかもしれませんが，変化するためのモチベーションを高めるうえで，感情のたかぶりは不可欠なものです**．

このような質問でエディの自己矛盾を突くことによって，摂食障害でいることのエディにとってのプラス面に対するマイナス面が浮き彫りになってきます．エディにとって摂食障害がもつプラス面は何であるのか，じっくりと聞いてみるとよいでしょう．この場合，早まって干渉的になったり，エディの言うことを非難しないように気をつけてください．話を徹底的に聞くことで，エディが病気の利点と考えていることを，何か別の方法で達成できないか考えましょう．

次のコラムに，摂食障害を抱える人たちが病気でいることのプラス面（摂食障害のままでいたい理由），マイナス面（摂食障害のままではいたくない理由）と考えていることを挙げてみました．このうちのいくつかは，エディにも当てはまることでしょう．

エディの摂食障害についての考え

摂食障害のままでいたい理由

- 皆にかまってほしい．
- 皆が私のことを心配してくれるのがわかる．
- 心配してもらえて，世話してもらえる．すべてに安心できる．
- お父さんやお母さんと一緒にもっと家で過ごすことができる．大学に行く，ひとり暮らしをするなど，一人前のことをしなくてもよい．
- 食べないことによって，達成感や満足感が得られる．

- 食べることは楽しみだ．(a) 一日の終わりの楽しみなので，夜まで食べずにがまんする．(b) 普通と違ったものを食べることは，自分を甘やかしすぎていることになる．(c) 食べ物のことを考えると，暇つぶしになる．
- 今食べているものをたくさん食べるのが好きだし，もし違うものを食べないといけないなら困ってしまう．それに，スーパーで何を買ったらよいのかわからなくて混乱する．だから，いつもの食べ物を食べるほうが楽だ．
- たくさん食べると「暴食」しているような気がする．
- 食べ過ぎてしまった後に感じる後ろめたさや挫折感が怖くてたまらない．
- 自分が人と違って特別に思える．
- 人に対して影響力をもつことができる．
- 大人の人間関係や社会的責任が怖い．
- 体重が増えて「正常」になったら，男性の目からは魅力的にみえるだろう．でも，それはいやだ．神経性やせ症は私の防衛機制だ．私は今のままの見た目でいたい．
- 病気がよくなっても何も変わらないのではないか，空虚感や不公平感，いろいろな問題がこれまで通り私を待ち受けているのではないかと思うと，不安になる．
- 落ちるところまで落ちてしまった，だからこれ以上悪いことは起こらないと思う．
- 以前は秘密だったけれど，今では皆が私の病気を知っている．だから，治らなくてもよい．
- 頭の中を考えごとでいっぱいにしてくれるし，私のエネルギーをすべて注ぎ込むことができる．病気が治ったら私の人生は空しくなる．何もすることがなくなってしまう．
- 最も恐れていることが現実になりそうで怖い．つまり食べたり飲んだりすることが以前のように楽しくなって，体重が増えたとしても，いったん正常な体重に戻ったら，また極端なダイエットを始めてしまうだろう．だから，治らないほうがまし．失うものは何もない．
- この状態に慣れてしまっている．変わることなんて考えられない．
- 摂食障害のせいで，普通の人生からドロップアウトしてしまった．同じ年の人と比べると，私はとても未熟だ．遅れた分を取り戻すためには，何年もかかる．私にはとてもできない．
- 一度治ってしまったら，周りからますます期待されそうで不安．友達付き合いやボーイフレンドをつくるといった「普通のこと」を期待されるだろう．それを考えるだけでも怖い．
- 体重が増えると皆に気づかれて，「治らなくちゃいけない」というプレッシャーを感じるだろう．でも，もし失敗したら？　皆が私に注目して，噂するだろう．そうなると，人前で食事ができなくなってしまう．

摂食障害のままではいたくない理由

- 病気のせいで友達がほとんどいなくなり，家族とも疎遠になってしまった．
- 病気のせいで自己中心的になった．人のことを考えたり世話するための時間も，心の余裕もなくなってしまった．
- 神経性やせ症が治らなかったら，結婚して子供をもつことはできないだろう．
- 自由を失ってしまった．何をするにもどこへ行くにも，一人ではさせてもらえない．皆が私の一挙一動を見張っている．私にはプライバシーがない．
- 病気のせいで，休暇，誕生日，パーティー，クリスマスのような楽しいことをたくさん逃してしまった．
- 病気のせいで嘘をつくようになった．このままではどうしようもない人間になってしまうだろう．
- 摂食障害が治らなければ，獣医になりたいという夢をかなえることはできないだろう．
- スイミングやクロスカントリーといった私の好きなことを，このままではさせてもらえない．
- 私の骨密度はかなり低下している．まだ若いのに骨粗しょう症になりかけている．

　摂食障害であることのプラス面，マイナス面についてエディがどう考えているかを率直に話し合うようエディを励ますことは，良い練習になります．しかし，あなたががっかりするようなこともあるかもしれません．エディは常に変わることについて葛藤の中を揺れ動いているからです．

> 「骨粗しょう症になるのは怖いわ」と言う一方で，次のようなことも言うでしょう．「体重が増えるのは絶対にいや」あるいは，「足を捻挫していろいろと不便になったとき『もし骨粗しょう症で身体が動けなくなったら，いったいどうなるのかしら』と思ったの」と言ったその後で，「神経性やせ症が治った人って，太ってみえるわ」と言うかもしれません．

　このような矛盾したコメントや混乱した思考を受け入れるのは難しいことでしょう．家族のあなたはつい干渉的になって，結論を急ぎ，何とかしてエディを楽にしてあげたくなるかもしれません．しかし，安易な慰めは禁物です．代わりに，エディにとって変わることが混乱することであるのは当然だと語りかけましょう．

> 「摂食障害で体調を崩したくないという気持ちと，太るのが怖いという気持ちが交錯して，混乱したりイライラしたりするんじゃないかしら」
> 「食べ物がないときは，自分の将来や目標を考えることができるのに，いざ食べるとなる

> とカロリーや脂肪，皿の上の細かいものばかりが目について，とても混乱して疲れてしまうということはよくわかるわ」

　エディにとっては不安で辛いときです．「摂食障害でいることはプラスだ」と確信していたのが，今では間欠的に疑い始めているのですから．エディの気持ちは激しく揺れることでしょう．前向きになって将来へ目を向け，摂食障害について批判的なコメントをするときもあるでしょう．しかし，次の瞬間には後ろ向きになって，「食事が多くて食べられない」「脂肪が多すぎる」と文句を言ったり，低い自己評価，絶望感などが現れるかもしれません．気持ちの変化はあまりにも早く，文字通り分刻みのこともあります．エディの気持ちはとても混乱しています．家族のあなたは辛くて見ていられないでしょう．しかし，忘れないでください．食べることと食べないことの損得を深く考え，悩むことによって生じる問いかけや不確かさが，結果的にエディの変化を促進することになるのです．

> 　ときどきお母さんとは将来のこと，今後の計画，休暇についてや，「どうすれば病気が治るだろう」「病気を必ず治したい」ということなど，前向きな会話をすることもありました．しかし，食事やおやつの時間がやってくると，とたんに目先のことしか考えられなくなり，カロリーのことや太った自分のイメージが頭から離れなくなりました．「後でどうやって食べたものを吐こうか」「どうやって埋め合わせをしようか」と考えて，脳がフル回転するのです．これはとても辛いことでした．前向きなことを考えていたのに，突然変わるのですから．何でもできるように思えていたのに，いったい何が起きたのかわかりませんでした．（アナ・クレイン）

B. 「ABC アプローチ法」を用いる

　「ABC アプローチ法」（A＝「引き金 Antecedents」，B＝「行動 Behaviour」，C＝「結果 Consequence」）は，行動パターンを理解するために心理学で用いられる重要な手法です．どんな行動パターンであれ，変えるために必要なのは，まず「A＝引き金」，つまり「B＝行動」を促進するようなきっかけや内的・外的状況について，さらに「B＝行動」の「C＝結果」，つまり行動によってどのような内的・外的プラス効果がもたらされるのか，あるいはどのようなマイナス効果が避けられるのかについて考察することです．行動はさまざまなできごとをきっかけとすること，人間は目標達成のためであれ，他人の注意を引くためであれ何らかの報酬が得られるような行動を続けるものであることが，その理論的根拠となっています．

　p.153 に挙げた「摂食障害のままでいたい理由」にもう一度目を通してください．何が「A＝引き金」になって，摂食障害のルールに従いたいと思うのでしょうか．表12-1 に挙げてみます

が，他にももっとたくさんあるはずです．

表 12-1　拒食のもつ機能を分析する

引き金	結　果
内的なきっかけ ●恐怖感 ●拒否されたと感じること ●感情の浮き沈み ●食べ物にまつわる嫌な記憶	**プラスの効果** ●特殊なスキル ●コントロール感 ●人に心配してもらえる ●感情を避ける／抑えこむ
外的なきっかけ ●「太ること」にまつわる話 ●孤立／寂しさ／拒絶 ●批判される／敵意	**マイナス効果** ●他者から恨まれる ●飢餓による影響

● きっかけとなる感情：「私は無価値だ／不幸だ／無能だ／不安だ」という気持ち

● きっかけとなる考え：「食べ物には特殊な意味がある」という考え

1 「引き金」を変える

　家庭の雰囲気をできるだけ温かいものにすることによって，家族であるあなたはエディが家庭や社会において安心して食べられるような前向きな環境をつくることができるでしょう．批判や敵意は不安をあおるばかりで，食べることを困難にしてしまいます．**食事時のエディの行動がどんなに目に余るものであっても，穏やかでい続けてください．**あなたが不安になったり腹を立てると，エディもますます不安になったり腹を立てて，食事がもっと困難になります．エディは怒りや不安を口実にして席を立ち，食事を拒否することでしょう．

　それゆえ，食事の場ができるだけ楽しくなるように，食卓で交わす中立的な話題（最近の映画や昨日の夜の面白かったテレビ番組，スポーツニュースなど）をあらかじめ考えておく，あなたの今日1日のことを話す，家族の誰かに趣味について話してもらうなどしてください．会話がどんなに月並みなものであっても，背景のいろいろな騒音を消してくれて，エディの助けになります．

　もし気まずかったり緊張したりするような沈黙が続きそうであれば，家族の皆が食卓につく前に，気持ちが落ち着くような音楽を静かに流しておきましょう．気を紛らわせるために，たとえば家族の誰かに頼んでクロスワード・パズルのヒントを読み上げてもらったり，食後や週末の過ごし方を提案してもらうのもよいかもしれません．

　あなたに時間と余裕があれば，テーブル・セッティングに凝ってみたり，天気がよければ屋外で食事するのもよいでしょう．

エディが摂食障害の考え方のきっかけを克服するためには，自己主張スキルが必要です．家族のあなたに必要なことを以下に挙げてみましょう．

- **穏やかに**：あなたが望んでいることを伝えたり，合意したはずのことをエディに思い出してもらうためには，はっきりとわかりやすく言いましょう．
- **思いやりをもって**：食べ物を前にしてエディが考え方を改めたり，食習慣を変えたいと思うのはとても難しいことです．このことは認めてあげましょう．しかし，「私の考え方は違う」とはっきり言ってください．あなたが望んでいることを粘り強く，繰り返し伝えましょう．
- **関心を示して**：あなたにできるやり方で手助けしましょう．何が助けになるか，エディにたずねてください．
- **コーチをする**：エディと話し合って，彼女が些細なことと「今」ばかりにとらわれているという事実に気づかせましょう．あなたは第三者として大局的な見方をして，未来を見通すことができるのだと説明してください．ダイエットの細かい内容について議論するのは逆効果です．「人間は生きるために食べるのだ」「私は QOL を高めることに関心がある」「これが私の許容できる最低限のことだ」．これらのメッセージを穏やかに，優しく，粘り強く伝えましょう．
- **巻き込まれない**：例えばエディに「これを食べると太るわよね」と聞かれた場合など，気休めを与えることは禁物です．一般的な話題からはずれないようにしてください．地域のニュースやイベントなどを事前に考えておくとよいでしょう．食べ物，体重，体型といった摂食障害にまつわる話題に巻き込まれてはいけません．

食事のペースを守るための穏やかで指導的なコメントは，エディの助けになります．

「食べ物の種類／カロリー／量について些細なことにこだわるのは，あなたのためにならないわよ」

「プラン通りにちゃんとやりましょう．私たちにとって大切なのは，健康維持のための栄養と QOL なのよ．私たちはみんな，生きていくために食べなければならないの」

「あなたが人生のなかで何を達成したいのかをいつも忘れないでいることが，必ず役に立つわ．話してみて……（例えばエディが休日にしたいと思っていることなど）」

「あなたの人生が食事の問題だけで終わってほしくないの」

「栄養の問題だけにとらわれないで，周囲の人たちや世の中との関わり方について考えてみましょうよ．週末には何の映画を見たい？　あるいは，……を一緒に見に行ってみる？」

「あなたにとって食べ物や体重よりもっと大切なことがあるはずよ．それを一緒に探してみない？」

3 「結果」を変える

　内的な結果，外的な結果の両方について考える必要があります．

a. 内的な結果

　エディが摂食障害のルールに従わなかった場合に最もよくみられる結果は，極度の不安が生じることです．その結果，一連の強迫的な安心行動が発展していくことになります．前にも述べましたが，これらの行動には次のようなものがあります．過激な運動，嘔吐，下剤の使用や，周囲の人に気休めを求めること，摂食障害に冒された思考（例：食べ過ぎた埋め合わせをしようと考える）などです．

　このような対処法を用いなくても，エディが満腹感に伴う極端な不安の高まりを乗り越えられるように手助けすることが，このプロセスの中心となります．したがって，エディのコーチをして彼女の健康を回復させようとする場合，その努力は食事時間内に限られるものではないということを忘れないでください．エディの注意を逸らそうと試み続けることが大切です．家族の会話，ジグソーパズル，クロスワードパズル，本やアルバムを一緒に見る，庭や戸外を軽く散歩する，ニュースや映画，テレビ番組を一緒に見ることなどは，エディの強迫的な行動を防ぐための有効な手段になります．

　このような試みを，食後 30 分間（おやつの後なら 15 分間）続けることが理想的です．そうすればエディの感じる満腹感はいくらかうすれ，その結果，食後の不安を解消するための安心行動を始めないですむでしょう．食後，エディの緊張や怒り，憤慨が非常に高まって，家族の会話に参加できないような場合もあります．このような怒りは食事そのものに由来するのでしょうし，あなたがいるために，予定していた安心行動を行うことができないのも理由でしょう．エディは怒りの矛先をあなたに向けるかもしれません．そのような場合は，ストレスを他の方法で発散するように促してみましょう（枕やクッションを殴る，今の気持ちを絵や文章で表現するなど）．食後に食事日誌を書くことは，エディが自分自身や人生に対する憎悪，不満を言葉で表現するのに役立つでしょう．食事の後どのように感じたか？　それはなぜか？　ここで忘れてならないことは，摂食障害を抱える人の多くが必ずしも全員というわけではなくとも，感情処理が苦手だということです．自分の気持ちに気づいて，言葉にすることは，かなりの勇気を必要とするのです．

「食後とても不安なのね．何とかしてあなたを助けたいわ．食べた後……したくてたまらないのを抑えるのはとても辛いことね．でも，30 分だけチャレンジしてみるという目標

を立てたわよね. 私にどんな手助けをしてほしい?　近所をちょっと一緒に散歩して, 今日１日のことを話してみない?」

「食事の後, あなたはどんなにか辛い思いをしているのでしょうね. 不安で, 怒っているのね. 自分の考えをうまく私に説明したり話したりできないのなら, 紙に書いてみるのはどう?　少しでも気持ちを吐き出したら, 心が軽くなって, お腹が苦しいのもちょっと楽になるかもしれないわよ」

b. 外的な結果

　ルールに縛られた食事はよくない, ほめられたものではないということを, エディに示すことが大切です.

　具体例を挙げてみます. エディの行動に対するあなたのどのような態度が「報酬になる」のか, あるいは「報酬にならない」のかがわかるでしょう.

　タニアの母親, スーは食事の間じゅうタニアのそばに座って, タニアが食事を食べ終えたかどうかを確認しました.

（娘の健康的な部分, つまり生きるためには食べなければならないということを知っている部分の行動に注目している良い例です）.

　食事の後, タニアは泣きながら自分の部屋に戻りました. スーは彼女を追いかけて抱きしめ, 慰めようとしました.

（タニアの行動に注目することによって, スーの対応は報酬になっている, あるいは神経性やせ症特有の行動パターンを強化しているものと思われます. 食べることで辛さを感じているのは神経性やせ症という分身〈「神経性やせ症のミンクス」〉であって, タニアの健康的な部分ではないのです）.

　スーと夫のデイヴィッドは状況分析を行いました. その結果, タニアが食後に泣いても, スーはこれを無視すべきであるという結論に達しました. その代わり, タニアが次の話し合いで落ち着いているときに話しかけて, 「**食べた後辛いのよね. 気持ちを紛らわすために, 食事の後は一緒に過ごしましょうよ. 近所を散歩するとか, テレビを見るとか**」などと提案することにしました.

　それからは, 食事が終わるとスーはタニアに「**一緒に散歩に行きましょうね**」と声をかけるようになりました. スーはタニアが泣いているときにしばらくそっとしておいても, ずっと泣き続けることはないということに気づきました. さらに, 一緒の時間を過ごすことで, タニアが少しずつ心を開いてくれるようになったことにも気づきました.

　あなたの注目や心配りは, エディのモチベーションを高めるための最大の報酬になるのです. そのことを忘れないでください.

「食事を終えたら，コラージュ／編み物／スクラップブック作りの続きを一緒にやりましょう」

「ごはんを食べ終わったら，一緒に散歩に出かけましょうね」

「苦しみをなくすことは難しいでしょうけど，何とかして今をしのいでみましょうよ．私と一緒にボードゲームをする／テレビを見ることで，少しだけ気持ちが紛れるかもしれないわよ」．

（話し合いを通じて，それぞれの家族，個人に合った解決策をみつけてください.）

4. 食事を実行する

A. 選択肢について

　食べるべきか否かという選択肢はありません．しかし，食事やおやつを「どこ」で食べるかという選択肢はあります．例えば，「おやつは庭で食べる？　それとも，家の中がいいかしら？　あるいは，お弁当をもって出かけるという手もあるわよ」許容範囲であれば，「いつ」食べるかについても自由に選んでよいでしょう．例えば，「おやつは 3 時に食べる？　それとも 4 時がいい？」「誰」と一緒に食べるかという選択肢もあります．その他にも，エディは「何」を食べるかを選ぶこともできます（「食べるか否か」ではなく，「何を食べるか」です）．いくつかの選択肢を提案してみましょう．例えば，「おやつにはヨーグルト，トースト，スムージーのうち何がいい？」

B. ルールに縛られた食事を変える

　食事に関しては，家族が一致団結して取り組むことが大切です．しかし，家族はそれぞれ性格が異なるので正反対のアプローチを好むこともあり，これはなかなか難しいことです．また，家族の中には食事に関する別の問題を抱える人がいて，余計に先行きが不透明になるかもしれません．ボディ・イメージ，体型，体重や健康食といった問題についてはメディアの関心が高いので，ダイエットを行ったり，ヘルシーな食事を心がけている人はたくさんいます．もし家族の誰かが体型や体重について過度にとらわれていると，食事に関して偏りのない見方をすることは難しくなるでしょう．さらに，スーパーに並ぶ食品のパッケージは，カロリーへの関心をますますあおります（「カロリーたったの 100 kcal!」「低脂肪！」「脂肪分 99％カット！」）．エディがそばにいる場合，そのようなラベルの貼られた食品をキッチンに置いておくのはよくないことですし，体重増加を目指す食事にはまったくもってふさわしくありません．そのような食品をどこに貯蔵し

ておくか，栄養分を示すラベルを貼ったままにしておくべきかどうかなどについては，家族内の話し合いが必要です．また，家族の誰かの食行動についても，話し合いで取り上げる必要があるでしょう．ひょっとしたら，エディ以外の誰かの食行動を変えなければならないかもしれません．摂食障害の症状と「正常」な食行動の境界はあいまいなので，これは難しいことです．しかし摂食障害は家庭内の不和や分裂によっていっそう強くなるものですから，家族皆が一致団結することが重要です．

C. プラン作り

　エディが変化することの葛藤を乗り越えて，「行動期」の段階（第7章〈p.68〉参照）に達したら，詳しい実行プランを立てるために彼女を手伝いましょう．

　この段階に達する前にエディに知っておいてほしいことは，彼女を支えるためにこれまでも，これからもいつでも家族であるあなたがそばにいるということです．エディはこれまであなたに助けてもらうことを嫌がっていたかもしれませんが，「行動期」に達すると，あなたも**一緒になって**変化のためのプランを作り，変化を行動に移していくために話し合うことが可能になります．変化しようという意志やエネルギーは変動するものなので，失敗はつきものであるということを忘れないでください．摂食障害がぶり返して，初期の段階に戻ってしまうこともありますから，心の準備が必要です．

1 プラン作り・その1 ―話し合いの時間―

　エディが食べるためには，不安と戦う能力も必要になります．つまり，目標の階層を設定し，それぞれの目標の不安の程度を評価し，最も不安の少ないものから一つずつ進めていき，予想される不安の程度が落ち着くまでは次のステップに進まないということです．**表12-2**に不安の階層表の例を示しています．

表12-2　不安階層表

目　標	予想される不安 （0 ～ 100）	実際の不安 （0 ～ 100）
レストランで食事をする	99	
友達とコーヒーとケーキを食べに出かける	90	
妹とお茶を飲みに出かける	85	
家族と叔母と一緒に夕食を食べる	75	
家族とサンドイッチを食べる	65	
家族とフルーツを食べる	60	

> **重要なポイント**
> - 一度に取り組むのは一つの問題にする.
> - 難しい問題は，いくつかのステップに分解する.
> - より扱いやすい行動から始める.
> - 計画を進めることを細かいところまで想像しておく. 可能であれば，事前に家族や親しい友人と話し合い，難しいステップを練習しておく.
> - 不安をよく観察する. 適切な状況であれば，不安は正常で有益な反応ですが，その反応が適度になるように整える必要があることを忘れないようにしましょう.
> - もし摂食障害が再び優勢になり，エディが計画していたものを食べるのを拒否したら，失敗は宝であることを思い出してください. もしかしたら，自分で設定した目標が難しすぎたのかもしれないし，もっと簡単なものから始めた方がいいのかもしれません. あるいは，サポートが必要なのかもしれません. 尋ねてみましょう！　**あきらめないでください. いずれは成功します.**
> - 成功し，計画が実行できたら，次の課題に取り組みましょう.

　プラン作りは綿密に行なうことが大切です. いつ，どのようにして食事プランが実行されることになるのかについて，エディが安心して，安全だと感じている必要があるからです. 変わろうとがんばりすぎたり，急ぎすぎたりすると，エディは元に戻って食べなくなってしまうでしょう. あなたのしていることはエディにとって，彼女の自衛手段や心の支え，誰よりも大切な友人にあたるものをもてあそんでいるようなものなのです. このことを忘れないでください. 医学的リスクが高く，治療が行き詰まっているような場合は，具体的なプラン作りが特に重要です. しかし，エディの健康状態を考慮してあなたがりっぱなプランを立てても，エディがそれを受け入れないということもあります.

　全体的な目標は，健康的な体重を回復するために，エディを助けサポートすることです. 摂食障害が治るためには正常体重に戻ることが重要であると，医学的研究も裏付けています. このことは「神経性やせ症治療のための臨床ガイドライン」にも取り入れられています. 厳密には，BMI が 19.5 〜 25 kg/m^2 にまで回復しなければなりません（訳者注：日本では 2012 年に発行の「摂食障害治療ガイドライン」が用いられる. このガイドラインでは，BMI 17.5 を回復の基準としている.）.

　それは，次のような理由からです.
- 再発のリスクが下がる.
- 短期的・長期的な合併症のリスクが下がる.
- 神経性過食症を発症するリスクが下がる.
- 衝動的行動や自傷行為などの原因となる脳内の生化学的変化を減少させる.

- 闘争的・攻撃的行動や興奮性などの原因となる脳内の生化学的変化を減少させる.
- 過活動などの原因となる脳内の生化学的変化を減少させる.

　神経性やせ症では,体重が回復しないままでは,摂食障害に関連した行動（社会的孤立,感情処理の困難,融通が利かず悲観的な思考パターン）をやめることはできません. エディが生理学的・生物学的に正常な状態に戻ろうとせず,摂食障害のルールに縛られている限り,飢餓状態とストレス状態で生じる異常なプロセスからいつまでも抜け出すことができないでしょう.

　回復は緩やかです. エディのウォーミング・アップが整ったら,そのときこそ第一歩を踏み出すときなのです. エディと一緒にプラン作りをする際,何をどのように話し合えばよいのかについては,以下を参考にしてください.

a　エディを縛る食事のルールを正直に挙げてもらう

　もしエディが自分の栄養状態に対して自己責任を取るとしたら,1日の生活がどのようなものになるかエディに聞いてみましょう. さらに,エディが厳格に従っている摂食障害のルールをすべて言葉にして正直に挙げてもらうことで,徐々にそのルールを緩めていきましょう（本章p.143の例を参照）. このようなルールはとてもプライベートなものなので,エディはこれについて話し合いたがらないかもしれません. エディは冷やかしやきまり悪さを鋭く感じ取るので,「告白することで何か得があるのだろうか」と疑わしく思うかもしれません. 「正直に言葉にすること」を練習する意義を強調しながら,エディを励ましてください. エディがルールや儀式を破ってみようとした結果,不安を感じたときには,あなたがいつでもそばにいて支えてあげるということを,もう一度伝えましょう.

　会話の例を以下に挙げてみます.

> 「自分の健康についてもっと自分で責任を取るとしたら,1日の生活がどんなものになりそうか話してほしいの. できれば,映画のシナリオを書くみたいに,一つ一つの行動が目に見えるように,1日の流れにしたがって話してみてちょうだい. 朝起きたときから始めるわよ. ……では,朝食のときはどうかしら?」
> 「摂食障害を抱える人は,食事に関するルールをいろいろと自分で決めていることが多いのよ. もしあなたにも何かルールがあれば,そのことについて話してみてくれない?」
> 「一つでもそのルールを破るのはとても恐ろしいことでしょうね. どのルールに最初に挑戦してみる? 挑戦することが最もおそろしくないと感じられるルールはどれかしら?」

　これらのルールを少しずつ破っていくためにはどうすればよいかを話し合ってみましょう. ルールにランク付けを行なって,簡単に破れそうなものから取り組み,徐々に難しいルールに挑戦していくというのはどうでしょうか.

b　安心行動について取り上げる

安心行動（本章 p.144 を参照）を話題にすることも，プラン作りに役立つでしょう．安心行動とは，社交上の理由（例えばあなたを喜ばせたいといった理由）からエディが無理をして食べた場合などに，気持ちを落ち着け気休めを得るために用いられる行動や思考パターンのことです．あなたの目標は，エディがこのような考え方をもっと現実的なものに改めるための手助けをすることです．

> 「誰かにルールを破ることを強制されたように感じた場合，あなたなりの気休めの仕方があるわよね．そのことについて話してもらえない？」
>
> 「細かいことにこだわりすぎて，全体が見えなくなるのはよくあることよ．『木を見て森を見ず』と言うでしょう．摂食障害によって，『食べてはいけない』ということについてありとあらゆるルールに従わされているときには，本当に難しいことだと思うわ．でも食べなければ，いろいろなことができるほどに強くはなれないのよ．例えばあなたが言っていたみたいに……として働きたいとか」

2　プラン作り・その 2　─プランを紙に書く─

表 12-3 を用いて，見出しとそれに対する決意表明を書き出し，変化するための具体的なプラン作りを行ないましょう．エディが告白し，チャレンジしたいと思っている摂食障害のルールや安心行動もここに記録するとよいでしょう．

これらのプランが食事，買い物，料理といった食に関連するエディの「最も大変な」分野をすべてカバーしていれば，言うことはありません．このような表を作る目的は，あらゆるシナリオを詳細にリハーサルしてみることにあります．変わるということはどのようなことなのか，変わるためのプランを実行するためには何が必要なのか，誰によるどのような助けが必要なのかについて話し合い，紙に書き出しましょう．

エディには次のことをもう一度強調してください．

> 「すべての生き物は，生きるために燃料が必要なの．だから，人間はみな食べなくてはならないのよ．食べることに選択の余地はないわ，私たちは生きるために食べなくてはならないのよ」

表 12-3 変化のためのプラン

私の栄養状態について変えたいことは： ....

....

これを変えたいと思う理由のなかでもっとも重要なのは： ....

....

変わるために私がしようと思うことは： ....

....

他の人が私を助けるためにできることは： .... 誰が： ....

どんな方法で： ....

....

プランがうまくいっていることを確かめる方法は： ....

....

プランを妨害するかもしれないことは： ....

....

　プランを実行した後，エディと一緒に振り返り，内省するを行うことも大切です．書き出した
プランを後ほどチェックして（**食事の時間以外で**），達成できたこと，進歩や問題点を確かめ，
うまくいかなかった点とその原因，学んだこと，今後に生かせることについて話し合いましょ

う．有意義な変化を達成できたときは，エディと一緒に次の点について振り返ってみてください．

- 変化すると決めたとき私に起きたこと

- 変化に挑戦した結果，私が学んだこと，反省すること

- 次に私が挑戦したいこと

D.　食事に関するインフォメーション

　目標は，食事量を徐々に増やしていくことによって，減ってしまった体重を回復することで
す． このためには，少量の食事やおやつを 1 日数回に分けて定期的に食べるという方法がベスト
です．

- 神経性やせ症のため医学的リスクの高い状態にある患者さんに対しては，第 1 段階（3～7 日間）
として「ソフト・メニュー」から始めるのがよいでしょう．つまり，消化のよい栄養食を 1
日あたり 30 ～ 40 kcal/kg，少量ずつ，1 日数回ほぼ均等に分けて与えます．合計でだいたい
1,000 kcal になります．場合によっては，普通の食事よりも液状の栄養補助食品のほうがエ
ディにとって受け入れやすいかもしれません．

- 最終的な目標は，「ノーマル・メニュー」（個人の体格や活動レベル，代謝率，気候などによっ
て約 2,000 ～ 2,500 kcal もしくはそれ以上）に栄養補助食品を加えて体重を回復させることで
す．体重を 1 週間で 1 kg 増加させるためにはノーマル・メニューに 1 日あたり約 500 kcal を
プラスする必要があります（BMI や運動量にもよります）．つまり，減った体重を取り戻すた
めには 1 日あたり 2,500 ～ 3,000 kcal 食べる必要があるので．摂食障害病棟の食事は約
3,000~3,500 kcal です（訳者注：ただし，日本人の体格では，入院中の食事であっても
3,000 kcal をこえることはまれである）．

- 摂食障害治療の専門家は，外来患者の場合は 1 週間で，おおよそ 0.5 kg，入院患者の場合は 1
週間でおおよそ 1 kg の体重増加を目標とします．しかし，週単位の結果よりも，体重増加の全
体的な傾向のほうが重要です．

- 減った体重を取り戻すために毎日こつこつと決められたカロリーを食べ続けることは，家族が
想像するよりもはるかにたいへんなことです．患者さんによっては，エネルギーの消費を防ぐ
ために活動レベルを制限するような励ましや指示が必要となることもあります．

- 体重を増やし続けるために，年齢，性別，BMI にもよりますが，患者さんは 1 日 3 回の食事（2
回のデザートを含む）と 3 回のおやつを決まった時間に食べなければなりません．心理的にも
身体的にも，1 日数回に均等に分けて食べるほうがエディにとってより負担が少ないでしょう．
一貫性のある，よく練り上げたプランが必要なのは，そのような理由からです．

- 患者さんがはじめから新しい食事プランにいきなり取り組んで，変わろうと志し，それまで
の食事（パターン，量，種類など）を**急激に変えることは**ありません．1 日 3 回の食事，3 回
のおやつといった規則正しい食事のプランは，数週間かけて少しずつ実現していく必要があ
ります．例えば，エディにおやつを半分と少な目の食事を 1 日数回食べるように勧めること

から始めてもよいでしょう．

- 家族と一緒に食べるノーマル・メニューの食事に加えて，エディが栄養補助食品を希望する場合もあります．正常な体重に達したら，エディを十分に納得させた上で，このような栄養食品を中止してもよいでしょう．栄養補助食品は医師に処方してもらうこともできますし，スポーツ選手向けのものを用いるという方法もあります．ミルクシェイクやヨーグルトを使ったスムージー，乳飲料をメニューに加えてもよいでしょう．医師に処方されることを好む人もいます．医学的治療の一環として受け入れやすいからでしょう．

- マルチビタミンやマルチミネラルのサプリメントを通常の成人向けの用量で服用するのもよいでしょう．小児用製剤であれば錠剤が小さいので，より飲みやすいかもしれません．

- エディが果物や野菜を食べ過ぎてお腹いっぱいになってしまわないように注意してください．果物や野菜しか食べないという食事パターンに陥っていることもありますから，そのような場合は少しずつやめさせましょう．体重増加期であれば，果物や野菜が占めるカロリー量は全体からみるとわずかであって，これらをメニューに加えることはエディにより健康的でバランスの取れた食事に慣れさせる意味があります．ですから，果物（バナナを含む）はおやつやデザートではなく，あくまでも「補助食」と考えるべきです．誤解を防ぐために，このような取り決めははっきりとエディに説明しておいてください．体重増加期には，果物は1日1個だけにとどめるようエディに勧めてもよいでしょう（1日の食事メニューに昼食に野菜2品，夕食に野菜2品，デザートにフルーツ・サラダ，アイスクリームまたはアップル・クランブルのカスタード添えなどといった形で野菜やフルーツを加えてもかまいません）．

- さらに，エディが水分を飲み過ぎないように注意しましょう．これは，水でお腹をいっぱいにしたり，食後に嘔吐しやすくするのを防ぐためです．1回の食事でコップ3分の2（200 mL），1回のおやつでコップ1杯の水にとどめてもらいましょう．炭酸飲料はできれば禁止，カフェイン飲料は控えめが望ましいです．

- 無脂肪や「ライト」，低カロリーの食品を提供しすぎないようにしましょう．健康維持に欠かせない油分もあります．脂の乗った魚やナッツ類，種子類は，成長や回復に必要な必須脂肪酸を供給してくれます．

- 食事プランを実行に移すとき，含有カロリー量が多すぎたりわからないせいで，エディを不安にさせることのないような食べ物から始めてみるのもよいかもしれません．おやつには，栄養成分が表示された食品を用いれば，エディの不安を少しは軽減できるでしょう．しかし，そのような厳格なルールを少しずつなくしていくことを目標にしてください．

- 体重を最大限のペースで（しかし，心理的には許容できる範囲で）増加させるために典型的な摂食障害病棟で用いられている1日のメニューを紹介しましょう．もちろん，この通りに実行する必要はありませんから，この基本的な枠組みをエディのニーズに合わせて取り入れてみてください．食事量や，食事とおやつの時間間隔を決定するために，場合によっては数週間を要することもあります．

1 朝食

シリアル 30 〜 40 g（コーンフレーク，ブランフレーク，ミューズリーなど）と牛乳 200 mL（低脂肪乳または全乳）

　＋

トースト 2 枚とバター／マーガリン 2 個（ホテル朝食用の容器に入ったもの），ジャム／マーマレード／はちみつ 2 個（ホテル朝食用の容器に入ったもの），またはピーナッツ・バターを塗ったトースト 2 枚

2 朝のおやつ

合計で約 200 kcal．例えば，シリアルバー，スコーン，バター・ジャム付きトースト，ビスケット（3 〜 4 枚），全乳ヨーグルト，スムージー，ミルク粥，牛乳入り飲料，袋入りの果物・ナッツなど．

3 昼食

サンドイッチ（厚切りパン 2 枚にバターかマヨネーズ，ツナ，卵，チーズ，ハム，チキンなどのタンパク質の具と生野菜）

　または

動物性タンパク（鶏胸肉 1 枚，ツナ缶 2 分の l，サバの切り身 1 枚，厚切りハム 2 枚など）と米，クスクス，パスタなどの炭水化物（大さじ山盛り約 4 杯）か新じゃがいも 4 個かベイクド・ポテト 1 個かパン 1 個．動物性タンパクと炭水化物には野菜のつけ合わせを 2 品添える．ディナー皿を用いた場合，動物性タンパクが皿の 4 分の l，炭水化物が 4 分の l，残りの 2 分の l を野菜類が占めるような割合となる．

　＋

4 デザート

スムージー，ミルクシェイク，クランブルのカスタード添え，フルーツ・サラダとアイスクリーム，ケーキなど．

5 昼のおやつ

朝のおやつの選択肢と同じ．

6 夕食

昼食の選択肢と同じ．

7 デザート

昼食後のデザート選択肢と同じ．

朝のおやつの選択肢と同じ.

- 1日のメニューは前日までに決めておいたほうがよいでしょう. あいまいさや, 強いストレスにさらされながらの意思決定を避けるためです. 1週間のメニューをエディと一緒に作成するのもよいかもしれません. 1週間のメニューを書き留めて, 双方が合意し, たとえばキッチンの壁に貼り付けたら, **エディの側からもあなたの側からも変更は不可能**といったようなルールを定めることが重要でしょう.
- 毎日の食事や週間メニューの達成度を記録してください. これは振り返りで用います.

食事プランが適切であるかどうかを判断するための唯一の方法は, 医学的リスクがどれくらい改善したかを観察することです (体重は当てにならないことも多いので, 医師による検査が役に立ちます).

最終目標は, エディが外食やパーティーなどの機会に人と一緒に食事を食べ, 食事が人間関係の潤滑油としての役割を取り戻すことです. しかし, このゴールに到達するまで, 人によってはさらにいくつもの段階が必要かもしれません. 例えば, エディが好きなお菓子を持って一緒にカフェに行き, 1杯のコーヒーを分け合いながら飲むことで始めてみてはどうでしょうか. 次のときは, エディと一緒に買い物に行って他のお菓子を選んでもらうか, カフェで売っているお菓子を選んでもらってもよいでしょう.

食事プランに対するエディの柔軟性を高める訓練として, いろいろな場所で, いろいろな時間に食べるようなプラン作りをしてみることも役に立ちます. はじめは, スーパーでサンドイッチとデザート (ヨーグルトやスムージーなど一般的なもの) を買い, ピクニックをすることがエディにとっては精一杯でしょう.

前もって外食の計画を立てておけば, エディが感じる不安も少しは緩和されるはずです. 一緒にインターネットで検索してメニュー表を見てみたり, レストランに下見に行って店先におかれた看板でメニューをチェックしてみてはどうでしょうか. ただし, カロリーが書かれているメニューを使うと, 摂食障害の症状に左右されてエディは好きなものを選べなくなってしまいますから, 避けるようにしてください. エディがメニューを選ぶのを手伝ってあげてもよいでしょう. 大きな町にはさまざまなレストランチェーンがありますから, エディは「安心な」レストランをたくさんみつけるでしょう. このようなレストランのメニューはどこでも共通しているので, エディはやがてどのメニューなら安心して食べられるかがわかってきます. また, はじめて入ったレストランで出てきた食事の中に食べることに勇気がいる食材が入っていたら, 「シェフに頼んで, その材料を抜いてもらっても問題ないし, それはまったくもって普通のことよ」と言ってあげてもかまいません.

行動してみよう ⚡

　食事のバランスや 1 回分の食事の量については，農林水産省による「食事バランスガイド」や厚生労働省による「日本人の食事摂取基準」<https://www.mhlw.go.jp/stf/seisaku nitsuite/bunya/kenkou_iryou/kenkou/eiyou/syokuji_kijyun.html> が参考になる＊1.

振り返ってみよう

1. ルールに縛られた食事に対して，より早期に話し合いを行い，健康的な食事プランを実行していくためのモチベーションを穏やかで一貫した励ましによって高めていくことができれば，摂食障害は短い経過をたどりやすくなります.
2. エディが新たな変化を遂げるごとに，次の点について一緒に振り返ってみてください.
- 変化を達成したとき私に起きたこと
- 変化に挑戦した結果，私が学んだこと／反省すること
- 次に私が挑戦したいこと

5. 食事をサポートする

　エディに栄養管理をまかせることができそうにない場合は，ある程度の食事のサポートを行なう必要があります. これから述べることは，家族が食事サポートを行う上でのヒントになるでしょう. これらの方法はエディと話し合い，合意の上で実行するのが理想的です. なぜなら，エディの健康状態がさらに悪化して，入院治療や精神保健福祉法による強制入院といった厳格な手段をとらざるをえない事態を避けたいからです.

　ここで強調しておきたいのですが，他の病気と同様に，摂食障害治療でも飲みたくない薬を飲まなければならないようなことがあります. **エディの場合，食べ物が健康を回復するための「薬」だと考えてください.** 健康を回復するために，エディは食べ物（薬）によっては，嫌な副作用があると感じたり，摂りたくないと感じるかもしれません. これを克服するためには，本人の努力と精神力が不可欠です.

＊1　訳者注：原書では NICE ガイドラインが紹介されているが，日本人の生活により即した基準である農林水産省・厚生労働省による食事の基準を紹介した.

A. 食事のサポートに必要なスキル

食事のサポートを行うために必要な主なスキルを挙げてみましょう．これらのスキルは，ルールに縛られた食事を改めるため，エディをコーチする際に不可欠なものです．

1 食事場面のシナリオを作っておく

もしできれば，食事中に起こりそうなことを，具体的に想像してください（「シナリオ」を作る）．実際の食事場面では，次のような言い方を用いてみましょう．

- 「この食事プランは昨日立てたばかりよ」
- 「食事中はプラン変更はしないということで合意したわよね」
- 「食事プランやゴールについては，食事時間外に話し合うことになっているはずよ」
- 「次回の話し合いは〇日と決めたでしょう？」
- 「この食事を終えたらあなたが言いたいことを紙に書いて，話し合いのときに持ってきてね」

2 適切な目標を定める

おやつを二人で分け合って食べることから始めて，そこから徐々に難易度を上げていくことが必要かもしれません．

3 到達可能なゴール

達成感ほどモチベーションを高めるものはありません．ですから，**まずは到達可能なゴールを設定する**ことから始めましょう．一方で，達成感を得られないような簡単すぎるゴールでもいけません．話し合いと綿密なプラン作りが鍵となります．

話し合いの際には，難航するかもしれない話題については事前に何を言いたいかを考え，準備しておきましょう．そして自分の言葉で，もし目標の達成や体重の回復ができなければ，健康を守るために病院への入院や行動制限が必要になるかもしれないということを優しく指摘してください．何よりもエディがプランを実行することが目標なのです．**計画をやり遂げることよりも，まずは始めること，挑戦することが重要です**．「一度でうまくいかなければ何度でもやってみよ」という古いことわざを覚えておきましょう．

4 限界設定を行う

（事前に双方が合意していることが望ましいでしょう．）そして，これを落ち着いて実行します．必要なときにはいつでも，このことを穏やかに，一貫性をもって繰り返し説明しましょう．例えば，

- 「これは話し合いで合意したことだわ．また後で話し合ってもよいけど，今はだめよ」

例えば，「1 週間につき体重を○ kg 増やす」という目標を立てたような場合は，

- 「あなたはこの食事を食べる必要があるのよ」
- 「私がここに座って，手伝ってあげるわ」
- 「後で場所を変えて，なぜそれほど難しいのかを話し合いましょう．でも，今は食べることに集中しましょうね」
- 「プラン通りにいっていないわね．どの程度ならプランを実行できそうか考えてみて，後で話し合いましょう」

---

5 神経性やせ症では，「神経性やせ症のミンクス」がエディの横に座って，批判的で厳しいことを囁いているのだと想像する

　例えば次のようなことです．「お前に食べる資格なんかないだろう．ばか，でぶ」「自分を何様だと思って食べてるんだよ」「あたしが決めたルールを破ってるだろ」．あなたがエディに温かい愛情を示して，批判や不平を口にしなければ，そのような「神経性やせ症のミンクス」に打ち勝つことができます．

　次のような言い方を参考にしてください．

- 「食べるというのは正常なことだし，あなたの体が必要としていることだわ．人間は誰でも燃料としての食べ物が必要なのよ」
- 「食べなければ，代謝が下がってしまうわよ」
- 「本当の問題は食べ物ではないわ．気持ちなのよ」
- 「摂食障害に負けないようにしましょうね」

　エディの摂食障害が神経性やせ症や神経性過食症，あるいは他のどのような摂食障害であろうと，その「摂食障害のミンクス」が，エディの健康的な食事に戻ろうとする努力をどのように損なわせようとしているか，コメントを書き出すようにしましょう．

　撫でる，手を握る，軽く肩をたたくといった愛情深い仕草や，くつろいだ雰囲気で世間話をすることで気を紛らわせてあげることも効果的です．

---

6 エディを支え，できる限りほめる

　「いいわね」「よくできたわね」と言うだけでは見下しているように聞こえます．このような上から目線の言い方は避けましょう．エディが一生懸命に闘っていることを認めてあげてください．例えば，

- 「あなたを信じているわ．あなたならきっとできるわよ」
- 「あなたはりっぱに闘っているわ」
- 「摂食障害の思考パターンを克服しようと，勇気を出してがんばっているのね．本当にえらいわ」
- 「プランを守ろうと勇敢に闘っているのね」

- 「プランを守ろうとがんばっているのね. 本当にりっぱだわ」
- 「あなたはとても強い人間よ. 誇りに思うわ」
- 「あなたは自分のルールを変えて, 健康を取り戻そうとがんばっているわね. ずいぶんあなたは柔軟になったわ. とてもすごいことよ」

7 大きな課題を小さな課題に分割して, エディを助ける

例:「この食事を30分で食べ終えると決めたわね. じゃあ, この4分の1を5分で食べてみるのはどうかしら? 残り1分になったら, 知らせてあげましょうか?」

8 食事時間には反対意見を控える

(必要であれば, 次回の食事時間外での話し合いで取り上げることに同意しておきましょう.) 穏やかに, 一貫性を保ち, 優しく. じっと見守ることが家族にとってどれほど難しいことであろうとも, これを忘れないでください. マイナス思考でしつこい「摂食障害のミンクス」を打ち負かそうとすれば, エディに代わって戦争を始めるようなものです.

9 「権威」に頼ることによって, 戦いを回避する

例:
- 「『摂食障害の治療ガイドライン』によれば, あなたとは食べ物に関して長々と議論してはいけないことになっているの」
- 「このプランに従うかどうかはあなた次第よ. でも忘れないでね. あなたの健康状態やこれからの将来に関していえば, 最低限守ってもらわなければいけないことがあるのよ」
- 「もしも食べないことを選択するのなら, 入院することでさらに自由が奪われてしまうかもしれないのよ」
- 「私に必要な栄養はあなたとは違うの. 年齢, 体重, 性別によって必要な栄養は異なるわ. この家では, 誰が何を食べているかといった比較はしないのよ」

10 あなた自身が食事やおやつの間穏やかでいられるよう, 十分な時間を確保する

食事時間には, 電話や来客といった邪魔が入らないようにしましょう. このことについては他の家族に協力してもらい, 躊躇せず家事や他の用事を任せてください.

11 腹が立ったりイライラしたりしても, エディに八つ当たりしない

不安や怒りは周囲に伝わります. もしあなたが不安になれば, エディの不安も高まります. 10数えるか, 深呼吸を5回しましょう. あるいは, 自分が壁にとまった「チョウ」で, 事態を傍観しているのだと想像してみてください. 静かな音楽を流すのも, 穏やかなムードを作り, それを保つのに効果的です. 落ち着いた雰囲気作りのために何かよいアイデアがないか, エディに

尋ねてみてもよいでしょう.

12　望ましくない行動をみつけたら，穏やかに,「一人称」または「三人称」の形で，エディに伝える

　エディが不正や儀式行為をしていたら，そのことを指摘してください. ただし, 彼女が恥ずかしさや屈辱, 決まり悪さを感じないように, 思いやりと繊細さをもって指摘するようにしましょう. 例えば,

- 「バターをお皿に塗っているのが見えたわ. そのような摂食障害の行動パターンを乗り越えようとするあなたの姿を, 私は見たいのよ」
- 「悪戦苦闘しているのね. 私に何か手伝えることがあるかしら?」
- 「お皿にまだカスタードが少し残っているわ. その摂食障害の思考パターンをはね返して, どうか最後まで残さずに食べてほしいわ. 良い食習慣を身につけることが大切なのよ」

13　食事と安心行動の両方を改めるような目標を設定する

- 「食後 30 分は私と一緒に CD を聞いて, その後最低 1 時間はトイレに行かないことを約束したわよね」

14　良い点をみつけたら，必ずそのことに気付きエディに伝えるようにする

　望ましくない点はできる限り無視しましょう. 食事の後, ただ「いい子ね」とだけ言うのではなく（尊大に聞こえるためです）, 具体的な例を挙げて, エディが食事にチャレンジしたことと, そのプロセスをほめましょう.

- 「よくがんばったわね. 感心したわ. あなたは冷蔵庫にヨーグルトを蓄えなくなったわね. 回復に向かって着実に進んでいるということなのよ」
- 「よくがんばったわ. ツナはゆっくり食べていたけど, パスタはもっと速く食べられたから, 決めておいた時間で食べ終わることができたわね. すごい進歩だわ」

15　安心行動の連鎖に手を貸さない

　いっときの気休めを与えることは禁物です. 事態を落ち着かせるために安易な手段を取ろうとする気持ちを抑えてください.

16　後ほどフィードバックの時間を設ける

　ただし食事の直後は避けること. うまくいったこと, うまくいかなかったことを話し合って, 新しいプランを立てましょう.

　食事時の会話は，前向きで心温まる内容になるよう心がけることが大切です. 批判的, 攻撃的

なコメントは避けましょう．もちろん，これは難しいことです．人が食べ物をもてあそんで，いつまでも食べずにいるのをそばで見ているのは，本当にイライラさせられることです．明けても暮れても食事のたびにこれを辛抱するには，聖人君子の忍耐心が必要です．他の家族と協力して，サポート係のローテーションを組んでもよいかもしれません．家族の中に一人は，このような役割が得意な人がいるものです（父親がこのような役割に向いていることがよくあります．父親にとって食べ物はあまり重要な問題ではないからです）．

表12-4 「言うべきこと」と「言うべきでないこと」

言うべきでないこと．口調を想像してください	言うべきこと．穏やかな口調で言ってみてください
なぜ全部食べなかったの？	全部食べるって言ったわよね．がんばってみて．あなたならきっとできるわ．
その最後の一口，食べられるでしょ？	手伝ってほしいのね．でも，あなたならきっとできるわ．
まだ食べ終わらないの？　時間がなくなるわ．しなくちゃいけないことがあるのに．早くしなさいよ．	難しいことね．でも，あなたには勇気があるから，きっとできるわ．
食べ物がもったいないわ！	「神経性やせ症のミンクス」に耳を貸しちゃだめよ．
この食事を作るのに何時間もかかったのよ！	あなたの栄養状態を回復するためには，プランを実行していかなければならないのよ．
アフリカの子供たちのことを思い出しなさい！	今あなたと議論するつもりはないわ．それよりも食事をして，治療を続けましょう．
食べ物をそんなに切り刻んでいるのを見てると，気分が悪くなるわ！	二人で立てたプランでは，夕食は45分以内に食べ終わることになっているわ．あと15分しかないわ．何か手伝うことがある？　おかずをもう一度温めてあげましょうか？
ちょっとしか食べなかったじゃない！　あなたネズミなの？	この食事は，それほどたくさんの量ではないわよ．もう一度トライしてくれる？

6.　ハーフ・サポートをする

　エディをサポートするためには，一対一で話し合うなど，あまり介入的でない方法もいろいろとあります．時期や自信，進歩の程度に応じて，新たなチャレンジがエディを待ち受けていることでしょう．エディが回復へ向かうにしたがって，家族であるあなたの役割も変化していく必要があります．イルカのたとえを思い出してください．エディが途方に暮れているときは，エディの前を泳ぎ，進むべき方向を示し，水先案内をしてあげましょう．エディが支えを必要としているときは，並んで泳ぎ，コーチをしながら励ましてあげましょう．エディが前進し，独り立ちを始めるようになったら，すぐ後ろをそっと泳いでついて行きましょう．

このような例をいくつか挙げてみましょう.

> ジュリーは BMI が 16 kg/m^2 でした. 健康状態が悪化したために大学を休学している間, パートタイムで事務の仕事をしていました. 彼女は父親と話し合って, 会社では何をいつ食べるかについてのプランを立てました. その結果, 食べる時間がきたら父親がジュリーの携帯電話にメールを入れることにしました. 例えば午前 10 時半, 二人で決めたおやつの時間に父親は「君のことを思っているよ」とメールします. その後ジュリーは「食べたわよ」と返事します. このようにして, 彼らはプランの中に盛り込む目標の数を少しずつ増やしていくことができました.

> 一人でランチやおやつを食べるときには, 財布の中にメモを入れておくと役に立つことがわかりました. メモの表には「食べなければならない 5 つの理由」(短期的目標と長期的目標の両方) を書き, 裏には両親に励ましの言葉を書いてもらいました. 将来が真っ暗に思えるようなとき, このメモはとても助けになりました. 摂食障害がいかに私を痛めつけているかという現実を, 私に突きつけてくれたのです.(アナ・クレイン)

一人で食事をするときは, 家族や友達と電話で話をすれば気持ちが落ち着く場合があります. あるいは, 食事やおやつが,(当日のイベントや食事時間などの関係で)エディにとって(もしくはあなた自身にとって)とても難しくなりそうであれば, エディを送り出す前に励ましの言葉を紙に書いて, これをお弁当箱に貼ってあげるのもよいかもしれません. 例えば,「このお弁当は自由な未来への切符なのよ」「私たちは皆, あなたを愛しているわ. 自分の体を大切にしてね」

> サマンサは両親, 祖父母と一緒に暮らしています. 両親はサマンサの経過を振り返り, 家族全員が食卓で彼女にいろいろと指図することはよくないという結論に達しました. その結果, 家族のうち誰か一人が, 次のようにコメントすることでコーチ役を務めることにしました.「食事を 4 つの部分に分けて, 4 分の 1 を 6 分間で食べてみてはどうかしら? 食べ終えたら次の 4 分の 1 に移るのよ. 私が時間を計ってあげるわ」「よくがんばったわね. 目標を達成したわ. じゃあ, 次の 4 分の 1 にトライしましょう」. 食事コーチ役はサマンサの隣に座ってそっと彼女を促し, 他の家族はそれを邪魔しないようにしました. そして, 他の家族はふだん通りの会話を続け, 可能であれば, サマンサも一緒に参加できるような摂食障害とは関係のないレクリエーションの計画を立てるなどしました.

> 「引き伸ばし作戦」(訳者注:エディが, 食事を避けたいがためにさまざまな行動で食事の開始時間を遅らせようとすること) にどのように対抗したかについて, ある家族は次の

ようなコメントを寄せてくれました．

「娘は延々としゃべり続けて，なかなか食べようとしないのです．一度しゃべり始めると止まらないので，結局私たちはこう言います．『わかったわ．ごめんなさいね．でも，もうおしゃべりはやめたほうがいいわよ．あなたが食べている間は，私とお父さんがおしゃべりするわ．そうでないと，あと１時間もここで座っていることになるでしょう？』」

エディの柔軟性を高めるためのコーチをする場合は，次の方法を参考にしてください．

「さいころを振って，今日はどのおやつを食べたいか決めましょう．１から６の数字をそれぞれのおやつと考えて，出た数字のおやつを食べるのよ」

「もっと頭を柔軟にする方法を考えてみましょう．この封筒の中にいろいろなおやつの名前を書いた紙を入れるから，１枚引いてみてちょうだい」

振り返ってみよう

1. 飢餓状態は一種の罠です．飢餓状態は，エディが変わるために必要な脳機能の発達を妨げます．また，飢餓状態は決断力を奪います．
2. 食事のためにふさわしい場所は**どこ**でしょうか？
3. 食事のためにふさわしい時間は**いつ**でしょうか？
4. どの食事のときに，**誰が**「食事コーチ」役として付き添えばよいでしょうか？
5. 「食事コーチ」に必要なスキルは，穏やかで，思いやり深く，一貫性を保ち，粘り強く，毅然としていることです．
6. 栄養状態の改善と，「変わりたい」というエディのモチベーションの間のバランスを保つことは，とてもたいへんな作業です．
7. このようなジレンマを解決するために，社会的な制度を利用することもできます．例えば，摂食障害を抱える人々の健康を守るために，精神保健福祉法による強制入院（訳者注：日本においては医療保護入院）が行われることもあります．
8. うまくいったこと，いかなかったことを話し合いで振り返り，分析することによって，新たなプランを立て，準備することが必要不可欠です．

▌その他のインフォメーション[*2]

- 摂食障害を抱える妻をケアしている夫がウェブサイトを立ち上げました．この中で彼は，回復を手助けするために家族には何ができるのか，何を言えばよいのかについて解説しています．また，食事の管理についても適切なアドバイスを提供しています．www.anorexiacarers. co.uk を参照してください．

- 効果的なコミュニケーションとケアに関するポッドキャストが，www.grainnesmith.co.uk のウェブサイトで特集されています．今後，より増える予定です．

- 国際的な慈善団体である F.E.A.S.T.（Families Empowered and Supporting Treatment of Eating Disorders）は情報やサポートを提供することで，家族を支えています．両親は非常に有益な 'Around the dinner table' のオンライン・フォーラム（www.feast-ed.org.）を利用することができます．

[*2] 訳者注：日本では精神保健対策費補助金による「摂食障害治療支援センター設置運営事業」の一貫として作成された「摂食障害ポータルサイト」<https://www.edportal.jp/> に，ご本人やご家族向けの摂食障害に関する情報が提供されている．

第13章

過食を乗り越えるために

1. 何が過食の思考パターンの原因なのかを理解する

　人間は生きるために食べなくてはなりません．私たちが食べた物の5分の1（つまり約500 kcal）は，脳の活動のために使われます．このような脳の需要を満たすほど十分に食べたかどうかをチェックするために，脳はさまざまな仕組みを用意しています．主なシステムは次の2つです．

1．栄養安定化システムは，「身体の栄養バランス」を保っています．これは，摂取された食物の栄養分と身体組成をモニターし，それに応じて食欲を調節するものです．

2．欲動システムは，学習と記憶が関わっており，つまり食への欲望と「食べたい」という欲求，食べた結果得られる快楽と特定の食べ物を食べたときの印象の強い記憶に関連しています．

　摂食障害を抱える人は，栄養安定化システムと欲動システムの両方に異常をきたしています．長期の飢餓状態や不規則な栄養摂取は，栄養素のバランスを崩す原因となります．すると栄養安定化システムが働き，「食べろ」という強い信号が送られます．摂食障害に過食が多いのは，このためです．

　体の自然な欲動システムは，感情的な問題，異常な食習慣，血糖値の急激な変化によって上書きされることがあります．血糖値の大きな変動をもたらす要因は次に示すようにいくつかあります．

- 加工度の高い食品は，糖分の吸収が早く，血糖値の急激な上昇を招きます．血糖値の急な上昇は，脳の中毒的な変化を引き起こし，習慣的で強迫的な食行動を誘発する可能性があります．これは単純に必要な食事として食べる，ということとは別のものです．
- 嘔吐は血糖値の大きな変動を引き起こします．
- 断食／過食の食事パターンも，血糖値に山と谷を生じさせます．

このように，偏った食事や食事パターンが過食行動の要因となり，長期の断食や嘔吐などの極端な体重コントロールが過食行動を習慣化することもあります．習慣とは，意識的で目標に向かった思考ではなく，自動的な思考によって引き起こされる行動です．人は，より少ない精神的なエネルギーでより多くのことを達成できるように「自動操縦」での活動に取り組むことがとてもよくあります．しかし，過食嘔吐のような行動が自動的な思考の一部になった場合，それは害を及ぼす可能性があり，それを変えることも難しいのです．**特に思春期の脳は習慣を覚えてしまうリスクが高く**，中毒的な過食がすぐに脳に染み付いてしまいます．過食嘔吐の思考パターンは，環境条件によっても引き起こされることがあります．例えば，仕事帰りに一人でいるとき，不安を感じたとき，友達と口論した後などです．

2.　過食への反応

過食行動を見つけたときの反応はさまざまです．もしそれが神経性やせ症の症状が強い時期であって，エディが飢餓状態の後に過食を始めたのなら，あなたは「少なくとも何かは食べられているから」と最初は安心することでしょう．しかし，拒食の有無にかかわらず，買った食品がどんどんなくなり始めると，過食症が家族を混乱させることに怒りを感じるかもしれません．あなたは恥ずかしさや居心地の悪さを感じてしまい，過食に立ち向かうためにエディにどのように関わったら良いかわからなくなるかもしれません．最初の反応がどのようなものであれ，過食は有害な習慣になりやすいので，早く対処することが大切です．食べ物を吐いたり無駄にしたりすることは，エディにも他の人にも，怒りや嫌悪感を引き起こすのが普通です．嘔吐は危険で，恐ろしいものです．食器棚や台所に鍵をかけたり，家の中での過食嘔吐を禁止するなど，極端な対処法に飛びつきたくなることもよくあります．

しかし，たとえこのような手段をとっても，エディはますます巧妙な手口を考え出し，形を変えて反抗を続けるだけです．

- 話し合いによって解決策をみつけたほうが良いでしょう．
- 一貫して適用できるようなルールを合意して決めるほうが良いでしょう．
- それを決めるにあたってはエディに選択の自由があります．

最善の方法で反応し，エディを助けるには，感情的に知的な対応をしながら，APT 戦略（気づく，計画する，やってみる）を用いることです．つまり，

- 穏やかでいるように努めましょう．
- 極端な反応をせず，粘り強く，一貫性を保つように努めましょう．

自分が感情的になっていると気づいたときは，

- リラックスできるようなエクササイズをしましょう．例えば，10 数えるまで息を吸ってから，

10 数えながら息を吐き出すなどです.

● もしくは，いったん引き下がって，また後で対応しましょう.

解決を急いではいけません. 何が望ましいことなのかを繰り返し，穏やかに必要なだけ（そのため何度も説明することになるかもしれません）説明しましょう. それはエディにだけでなく，家族全員に対してです.

> 「私はあなたをとても愛しているわ. でもあなたが……（例：病気のせいで食事を吐き出してトイレをめちゃくちゃにする）するのは好きではないわ. それでもあなたのことは愛しているの」

気づくこと

このような問題について話し合う場合は，第8章（p.81）にある前向きに意見を伝えるコミュニケーション・スキルを用いて，変わるためにあなたが何をサポートすることができるか問いかけてみてください.

次に示すのはその会話の例です.

「今週は毎日過食が続いているわね. だから心配しているのよ. 先生は『過食をすると，正常な食欲コントロール・システムが壊れてしまい，ますます食欲のコントロールができなくなる』とおっしゃったでしょう？ 自分の栄養状態についてもっと気をつけてほしいわ. 過食を減らすためのプランを立てることができるかしら？ 過食をやめるかやめないかを決めることができるのは，あなただけなの. できる限りのことをして，私はあなたを助けたいのよ」

「一晩ですべてを変えることは不可能ね. それはわかっているわ. でも，あなたの過食を減らすために，私に何か手伝えることはないかしら？」

「新聞に書いてあったことで，あなたの役に立ちそうなことをみつけたのだけど，ちょっと話してもいいかしら？ ……すればよいと○○さんが言っていたのよ. あなたの助けになりそうだと思う？」

ABC アプローチ法を用いて，過食の思考パターンがどのように引き起こされるか理解しましょう.

引き金（**Antecedent**）として，過食する前に何があったのか（例：友達と一緒に外出する約束を突然キャンセルされ，拒絶されているように思った）や，過食が起こりやすくなる要因は何なのかを突き止めましょう. そして，その結果引き起こされる行動（**Behaviour**），つまり過食

について考え，さらに過食の結果（Consequences）起きたこと，特に過食の後に何を考えどのような気持ちになったのか，について考えてみてください．ここからは，過食の引き金と行動，結果についてどのように話し合い，どのようにその出現を監視するかについて解説していきます．

A．引き金への対応

- 大量の食べ物を自由に手に入れられないように，食品棚に蓄える食べ物は最低限にしましょう．これにより，おそらくはより頻繁に買い物をすることになるでしょう．
- シリアルや米，ドライフルーツのような食品は，透明の容器に入れて，扉のない棚に置いておきましょう．そうすれば，中味がなくなれば一目瞭然ですし，それによってエディは過食を思いとどまりやすくなるかもしれません．
- エディが食べたくなりそうなものを見えるところに置かないようにしましょう．
- エディが食べたくなるようなものを，鍵をかけてしまわないようにしましょう．これは単にエディの欠乏感を助長してしまうだけです．
- 食べ物を買うために使うお金は制限しましょう．
- エディと一緒に楽しい時間を過ごすことで，気持ちが温かくなるような雰囲気作りをするように努めましょう．過食が起こったときに一緒にできること（例えばジグソーパズルやタペストリーを作ること，絵を描くこと，音楽や好きなテレビ番組を共有すること，写真のコラージュを作ること）を提案できると，それは気晴らしになるだけでなく，堅苦しくない会話をする良い機会を作りだすことができます．
- 食事のルールによって自分に「禁じられて」いる食べ物を食べさせられたり，見せられたりと，過食の引き金になることを覚えておきましょう．その食べ物が買ってあって家のどこかに置いてあると知っただけでも，エディの衝動は十分にあおられます．
- エディにとってストレスを感じるのはどのような状況であるのかを話してもらい，あなたに何ができるのか尋ねてみてもよいでしょう．

B．行動を観察する

　有害な行動をやめるためには，それがいつ，どのように，なぜ，どこで起こるかを観察してみることが役立ちます．これはあなたがノートや日記帳を使って行ってもいいのですが，エディが自分でできるのが理想です．もしもそれが**干渉的ではなく役に立つ**とエディが同意してくれるようであれば，日記を毎週一緒に振り返ってみるのもよいでしょう．過食の前後に何があったかについて，あなたが記録をとることで，お手本を示してあげることもできます．

　ABC アプローチ法を使い，感情をコントロールして，ケアに取り組む姿勢をつくりましょう．

もしあなたが出かけていた間に過食した兆候を見つけたら,

● まずは立ち止まって,気持ちを落ち着け,深呼吸します.

● 自分の感情の反応や,体の反応,行動の傾向をチェックします.

● 自分の気持ちが整って落ち着いてきたら,会話のきっかけを選んで話しましょう.

> 「あなたが過食をしたようなサイン（あなたが気づいた過食のサインのこと）に気づいたの」
>
> 「何があったのかを振り返って,話し合うのは役に立ちそう?」
>
> 「あなたが過食の誘惑に負けてしまって,そのあと……（あなたが気づいた過食行動のこと）をしないように,私は何をすればよいかしら?」

C. 結果

　過食が家庭に与える影響を無視しないようにします.過食を隠したり片づけたり,常に食べ物を補充したりして,きちんと向き合うことを避けようとすると,病気と共謀することになってしまいます.結果に対処するために,ルールが必要な場合もあります.

摂食障害の行動に対して役に立つルール

● 「食べた物はあとで弁償する」というルールを作る.

● 「朝食や特別な機会のための食べ物を過食に使ってほしくない」とはっきり言う.

● 「キッチンやトイレを使ったら,元通りに片付ける」とルールに明記する.

● 「過食を埋め合わせたり助けたりはしないし,食べものを弁償するためのお金はあげない」とエディにはっきり言う.

● 「寝室では食事禁止」などのルールを作る.

　このようなルールはそれぞれの家庭や病気の段階などによって異なるでしょうが,穏やかに何度も繰り返し説明することが大切です.

　前にも述べたように,家庭内のルールについては食事時間以外の静かな時間帯に,なぜこのようなルールを定めるのかという理由もあわせて話し合い,怒りによって決めるのではなく家族全員の賛成によって決定しましょう.そのルールが現実的なものであるかどうか,ルールを破ればどのような結果が生じるかについても考慮する必要があります.

　ルールがきちんと守られたときは,そのポジティブな行動が褒め称えられることをできる限り強調しましょう.一方で,ルールを破った場合の結果についても明確にしておきましょう.

　また,出まかせの脅しを口にしてはいけません.例えば,「また同じことをしたら,家から叩き出すわよ!」というようなことです.

　ルールがエディに押し付けられたものであれば，このような「最後通告」は有効に働きません．変わりたいと思うかどうかを決めるのはエディ自身であると強調することが，常に重要です．ただ，ルールはみんなのためのものであって，他の家族みんなと同じようにエディも他者への思いやりと尊重を示す必要があることを強調することも大切です（例：過食の後，家族のために朝食用の食べ物をきちんと残しておく．キッチンとトイレを清潔にしておく）．

3.　変わることのプラスとマイナス

　自分の行動を変えたいと思うモチベーションの程度は人によってさまざまです．また，「変わりたい」という思いに対する迷いや，「本当に変われるのだろうか」という不安もつきものです．そんな時に「心の準備度スケール」（p.75）を用いれば，エディが変化のどの段階にいるのかを判断することができます．点数によっては，エディが変わることのプラスとマイナスについてあなたと話し合う心構えができていることがわかるかもしれません．モチベーションの程度は日によってアップダウンがあるでしょうし，前向きな変化を達成するためには時間がかかるものです．あらゆる機会をとらえて，できる限りエディをほめるようにし，「あなたは本当に変わることができると信じているわ」とエディに繰り返し言いましょう．望ましくない行動が少しでも減ったら，それは変化を達成したことになるのです．

4.　やってみよう —現実的なゴール設定—

合意した計画をサポートしながら取り組む

　過食症の思考パターンを克服するには，過食の習慣を覆して，健康的な習慣を再び身につけるのが効果的な方法です．これには大変な努力と積極的な取り組みが必要ですし，この変化はゆっくりとしたものなので，忍耐力も必要になります．

　ここでは，習慣を変えていくサポートするためのヒントをご紹介します．やはり，APTアプローチが役に立つ枠組みになります．

1. 気づくこと

　過食症の思考パターンを克服するには，モニタリングや日記をつけることが重要であることが分かっています．恥ずかしさや，症状を悪化させるかもしれないという懸念などから，抵抗を感じるかもしれません．このようなことを検討するために，少し試験的にやってみる期間を設けるのが良いでしょう．過食がなかった日や，ビスケットを1枚食べたらやめることができたことなど，うまくいったことを書くのが良いかもしれません．

2. 計画すること

　食事や献立は，自動的な習慣を断ち切るために，大切なことを思い出させてくれるきっかけや合図を加えて作りあげる必要があります．ここでは，計画に盛り込むべき内容について，いくつかのアイデアを紹介します．

● 食事は，繊維質，炭水化物，タンパク質を含む献立を，一日を通して一定の間隔で摂る必要があります．これは，2, 3 回の大きな食事ではなく，小さな食事をより頻繁に摂るということになるかもしれません．

● 食物繊維が豊富で，ゆっくりと血糖値を上昇させる食品（低グリセミック・インデックス）を選びましょう．これらの食品は，ホルモンと神経系が活性化するための時間を確保し，満腹感を感じられるようにして，過食衝動を軽減します．

● 満腹感を持続させるために，毎食タンパク質を摂りましょう．

● 加工度の高い食品を使った食事やおやつは控え目にするか，もしくは摂らないようにしましょう．

● コミュニケーションをしながら食事をしましょう．対面でも，スカイプやフェイスタイム（訳者注：映像を含む，オンライン通話サービスのこと）でも構いません．

● 過食の習慣を思い出させるような環境，場所，時間にさらされないようにしましょう．

● 体重を正常な範囲内（BMI 19 〜 24）に保ちましょう（痩せ過ぎまたは太り過ぎのときは，欲動と報酬のメカニズムが過敏になります）．

● 嘔吐を中断したり遅らせたりするための戦略を考えましょう．例えば，ダンスやウォーキングで触れ合う，音楽をかける，ポッドキャストを聴く，歌うなど，すべての感覚系を使って脳の快楽システムに働きかける活動が含まれるでしょう．瞑想のような活動では，心の中に平和で心地よい情景を浮かべながら，ゆっくりとした深い呼吸で複数の感覚系を一度に使うことができます．

　この APT サイクルを何度か繰り返して，より深く分析していく必要があるかもしれません．

　食べ物に関係のない行動（食器洗い機から食器を出す，家事を手伝う，きょうだいに協力的であるなど）を褒め，注意を向け，常にエディの前向きな性格（責任感がある，思いやりがあるなど）に触れてください．食べ物，体重，体型に関する話は最小限にとどめましょう．行動を変えるために行った努力については肯定的に伝え，変化がいかに難しいかについてもふれて構いません．

　もし失敗しても，エディが払った努力を認めてあげて，もう一度トライするための手助けをしましょう．ただこの場合，ゴールを修正する必要があるかもしれません．

　目標は，一夜にしてすべてを変えようとすることではありません．ゴールに至るまでのプロセスを小さな段階に分け，それぞれの段階を達成しながらゆっくりと前進し，変化の地固めをして，時間をかけて回復に向かうこと，それが目標です．

入院患者の例

　モーズレイ病院の摂食障害病棟で，「過食は全面禁止」というルールを定めていたときのことですが，このルールを守れない人たちがいて，病棟の外でこっそりと過食をしていたことがわかりました．その後，ルールは変更されて，「1 日に 1 回，計画的な過食なら行なってもよい」ということになりました．これは患者さんの治療プランにも明記されました．このようなルール変更を行い，議論を重ねることによって，治療スタッフと患者さんが「いたちごっこ」をすることはなくなりました．そのかわり，患者さんが自分の過食パターンを明らかにし，食行動を自分で隠すことなくモニターすることをスタッフが手伝えるようになったのです．治療プランの取り決めでは，過食をしている間の考えや気持ちを患者さん自身が記録することも含まれました．これにより，これらの考えや感情にどう対処するか，過食以外の方法を計画することをスタッフが手助けしやすくなりました．

　習慣化した行動を変えるのは困難ですから，**少しでも**その頻度が減れば望ましいことです．研究でも，健康な脳では行動を捨て去るには非常に長い時間がかかり，おそらく 5,000 時間，つまり 1 つの習慣に対して 10 週間の練習が必要であることが分かっています．したがって，よくない結果をもたらすこれらの行動を変えようとすれば，そのゴールは現実的なものであることが重要です．「私は二度と過食しない」といった，失敗の可能性が大きい高すぎる目標はいけません．一方で，目標が低すぎると，エディはばかばかしく感じて，やる気を失ってしまいます．小さな目標とその達成に必要なスキルを考えるとき，2 人で考えたほうが 1 人で考えるよりもよい知恵が出ます．

- 謙虚な気持ちでスタートするほうがよいでしょう．そうすれば，達成感によって変わりたいという気持ちが強化されます．
- 定期的に経過を振り返り，必要があれば目標を修正しましょう．経験に照らし合わせて目標の変更を行なうよう心構えをして，もしうまくいかないゴールを設定した責任があなたにあれば，非を認めて謝りましょう．
- それぞれのケースに応じて現実的で達成可能なプランを立てることで，家族も医療関係者も，同じような方法で摂食障害のさまざまな問題に取り組むことが可能です．

第14章

難しい行動に取り組む

1. まず何に取り組むか

　摂食障害は，さまざまな難しい症状や行動を伴うものです．しかし，まず優先すべきは栄養状態を改善することです．これは多くの患者にとってはもっと食べること，嘔吐や下剤の使用を減らすことによって食べたものを消化吸収されやすくすることを意味します．予測できない怒りの爆発や強迫的な儀式行為，不安に駆られた口論といった他の行動も周囲の人間にとってはとても迷惑でしょうが，エディの生命にとっては危険なものではないので，適切な栄養を摂ることのほうが，まずは優先されるべきです．

> 　私の娘が摂食障害を患ったことで，家族全員が影響を受けました．娘が過食した後，キッチンはめちゃくちゃでしたし，食事の後はトイレが使えない状態でした．トイレの排水管が詰まって配管屋さんに来てもらわなければならないこともしばしばで，そのたびに多額のお金もかかりました．カーテンがきちんと閉まってないとか，「間違った」食器を使っているとか，間違った時間にドアを開け閉めしたといった些細なことがきっかけで，予測できないタイミングで娘が猛烈に怒り出すこともよくありました．（グレイン・スミス）
>
> 　娘はシャワーを浴びるだけで何時間もかかっていました．その間，だれもバスルームは使えないのです．父親が仕事に間に合わないとか，他の子供二人が学校に行かなくてはならないということは，まったくお構いなしだったのです．いろいろと問題が多くて，結局，バスルームが二つある家に引っ越しました．（Fさん〈患者家族〉）

　エディの栄養面のリスクがそれほど高くなければ，食事以外の面で変われるようにエディに働きかけてみてもよいでしょう．本章ではこのことについて特にくわしく取り上げます．まずは第13章（p.180）で紹介した「ABCアプローチ法」を用いることについて，その次に個々の問題行動について述べることにしましょう．

2.　基本ルール

　まず「人を敬う気持ち」について話し合っておく必要があります．というのも，一般に，思春期の少年少女の行動には両親に対する敬意が欠けているものですが，摂食障害が発病することで，このような傾向が顕著になるからです．エディに対しては，人に対する敬意を欠くことは許容できないことなのだと，穏やかに，一貫して，そして断固として伝えなければなりません．また，エディにとっては思いもよらないことかもしれませんが，彼女自身も愛情と援助，敬意を受けるに値する存在であり，このことを彼女に伝える必要があります．誰もがみな，敬意をもって扱われるべきであって，エディも他の人を，彼らが示してくれるのと同じ程度の思いやりや価値，ケアをもって扱うようになるべきです．

　家庭内のルールを定める場合は，そのルールが必要な理由も併せて話し合いましょう．エディを含めた家族**全員**の生活をより良くするために，ルールを考え，合意していることを強調する必要があります．もしかすると，話し合いを行ったうえで新しいルールをいくつか導入する必要が出てくるかもしれません．そうすることで，どうすれば確実に家庭生活がスムーズにいくかについて，エディも含めた皆がきちんと理解した上で新しいルールを取り入れられます．皆が協力してエディのケアを行うためには，チームワークが何よりも大切です．

3.　行動の引き金に取り組む

　摂食障害では**不安**と**ストレス**が強烈な引き金となってさまざまな問題行動が生じます．このような行動に対して批判的，攻撃的な態度を取ったり（サイ・タイプの対応），めそめそばかりしている（クラゲ・タイプの対応）ような良くない感情的な対応をしていると，ますますエディにストレスを与えてしまいます．こうした対応によって強化されると，摂食障害の問題行動はさらに固定化します．

　これとは反対に，家庭では温かく，**穏やかで一貫した，思いやりのある**雰囲気づくりを心がけてください（イルカやセントバーナード犬・タイプの対応）．こうした態度によって引き金が弱化され，問題行動がなくなる可能性があるのです．しかし，このようなアプローチはあなたにとって簡単にできることではないでしょう．摂食障害という病気やその影響に対して，あなた自身の感情が強烈に反応し，どうにか対処しなければならないからです．

　家庭という場所から離れて，自分自身の情緒的反応についてじっくりと考えてみることは，あなたの助けになるでしょう．モーズレイ病院では，これを実行するために，問題からいったん距離を置いてみることを家族に奨励しています．家族の多くが，エディのケアに関わっていない人たち（友人，家族グループ，ヘルプライン，医療関係者）と話をすることによって，事態を客観的に眺められるようになります．感情のはけ口を，犬の散歩や趣味，家庭外の活動に求める家族もいます．このような時間が，自分自身の感情と反応，そしてエディとその病気に対する態度を

振り返るための貴重な，そしてとても重要な機会を与えてくれるのです．このことはエディにとってもプラスになります．あなたは新たなエネルギーを得ることによって，ストレスの多い状況下でも，エディのケアを粘り強く効果的に行うことができるようになるでしょう．自分自身をケアすることの重要性については，第6章（p.57）で述べた通りです．

4. 行動に取り組む

振り返ってみよう

　　エディの摂食障害に対する家族それぞれの行動パターンに注目してください．誰かの対応が，故意ではないにしても，エディの問題行動の報酬になってはいませんか（症状があることに慣れ，受け入れてしまっている）？　あるいは問題行動が，家庭内で容認されてしまっていませんか（**イネブリング**）？　これらはよくあることです．エディが食事のことで大騒ぎをしたり，食事前にかんしゃくを起こしたり，あるいは自分自身について悲観的なことを口にしたりすると，もっと注目を浴びるという状況にはなっていませんか？　家族全員が振り回され，エディに安易な慰めを与えていませんか？

　家族全員がエディに対して容赦のない態度を取る必要は**ありません**し，あなたがエディの問題行動**すべて**をいつでも変えようとする必要も**ありません**．ポジティブな変化には時間がかかります．問題を解決し必要なことを何であれ実践するには，時にはかなりの時間が必要です．しかし，APTを用いた対応をすることが助けになるでしょう．そのような問題行動を記録し（気づくこと），変化のための計画（プランニング）に焦点を当てる時には振り返りの時間をもつようにしましょう．ときどきエディといっしょに進歩を振り返るようにすると，前向きな進歩を褒めたり，もっと取り組む必要があることを話し合う機会になります．

　あなたが陥りやすい罠を以下に挙げてみます．

- エディが過食を始めたことに気づいたら，キッチンへ行って，これをやめさせようとする（このようにして過食に注目すれば，過食をさらに刺激します）．
- あなたの財布からお金が盗まれたという事実に目をつぶる（**「摂食障害の行動の悪い結果」**を取り除いてしまいます）．
- ゴミや嘔吐物を片付ける（**「摂食障害の行動の悪い結果」**を取り除いてしまいます）．
- トイレやキッチンの後片付けをする（**「摂食障害の行動の悪い結果」**を取り除いてしまいます）．
- トイレの鍵がかからないようにする（**エディは問題行動を隠すためにますます巧妙な手を考え出すので，摂食障害の力がますます強まってしまいます**）．

- 一定の時間，エディがキッチンやトイレを独り占めすることを許す（**「摂食障害の行動の悪い結果」を取り除き，摂食障害でいることが特権になります**）.
- 毎食後，エディが階段を 100 回走って昇り降りすることを黙認する（**「摂食障害の行動の悪い結果」を取り除いてしまいます**）.
- 朝食用の食べ物がなくなってしまっても，これを黙認する（**「摂食障害の行動の悪い結果」を取り除いてしまいます**）.
- 体重や体型に関する議論に長々と付き合う（**摂食障害の思考パターンに注目を与えることになります**）.
- 安易な慰めを与える．例えば，「太って見えないわよ」「それを食べても，ものすごく体重が増えることはないと思うわ」「胃が大きくなっているわけではないわよ」（**摂食障害の思考パターンに注目を与え，これを支持することになります**）.

専門家による治療の中で，エディの行動と思考パターンは 2 つの部分によって決定されていると考えると役に立つことがわかってきました.

1. 「敵」あるいは「神経性やせ症のミンクス」としての摂食障害．家族のあなたが**抑えたい**と思うような行動を伴っている.
2. 健康的な部分（摂食障害の行動を伴わない）．家族のあなたが育て，励まし，成長させた

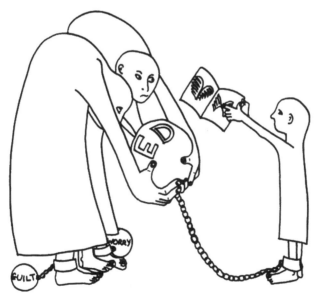

図 14-1　症状があることを受け入れてしまうこと
家族はエディを混乱させたくありません．家族は不安で，さらなる不安や怒りをかき立てることを恐れて，摂食障害のルールに従うためにできることをしてしまいます．例えば，「正しい種類」のシリアルを手に入れるために車を走らせたり，運動の習慣を壊さないように居間でじっとしていたり，午後 7 時から 11 時までエディにキッチンを独占させたりします．これにより，短期的にはエディの動揺を抑えることができます．しかし残念なことに，これらのルールに従うことで，エディの長期的な健康に悪影響を及ぼす摂食障害の行動を支持していることになります.

いと思っている.

　摂食障害に関連した議論や自己批判的なコメントに対して，介入しないでいるのはとても難しいことです．思い出してください．もしあなたが介入すれば，そのような思考や信念は重要で，何らかのメリットがあるのだとエディに保証してしまい，それどころかそのように捉えるよう仕向けていることにすらなるのです．巻き込まれないようにしましょう.

> 「専門家の意見によれば，摂食障害の儀式行為についてあなたと議論してはいけないことになっているの．病気を悪くするのよ」
> 「食べ物のことで議論するのは，あなたと私両方にとって良くないことよ．話題を変えましょう」
> 「あなたの体型やサイズのことで議論したくないの．私の意見はわかっているでしょう？」

　これまでの経過を振り返ることが役に立つと思われる場合，摂食障害の症状の背景に隠されたエディの感情についても探ってみましょう.
　「とてもイライラしているように見えるわよ．何があったのか話してくれないかしら」

　さらに，「神経性やせ症のミンクス」を退治するために，**明確で一貫性のあるルール**をつくることの重要性はいくら強調しても足りません．例えばトイレの後始末をしないことや，過食に使う食べ物を買うためにお金を盗むことはどちらも絶対に許されない，などです.
　個々の安心行動（嘔吐，過剰な運動，過食，自傷行為，強迫行為）に対してどのように対処すればよいかについては，本章の後半で具体的に述べることにしましょう.
　エディが摂食障害とは無関係な課題を達成したときや，マイナス思考に陥らず柔軟性を保って大局的なものの見方ができた時は，ほめる，励ますといった形で報酬を与えてください．このようなプラス面があなたに認められているということを，エディに意識してもらう必要があるからです.
　健康的で，摂食障害に冒されていない思考パターンや行動を促進するためには，エディと一緒に充実した時間を過ごすことも効果的です．エディはあなたの注目を集めることができ，摂食障害から離れて，自由，楽しみ，満足感，達成感に満ちた人生を味わうことができます．1日に最低1時間，趣味や娯楽活動を共にする時間をもつことを目標にしてもよいでしょう．あなたがすべての責任を負う必要はありません．家族のそれぞれが散歩やテレビ鑑賞，おしゃべりやゲーム，パズル，手芸などを一緒に行えばいいのです．ヨガや太極拳，ピラティス，瞑想などは心の罠を避けて不安を取り除き，平静を保つための力を養ってくれます．近くに教室を見つけて参加することができれば，あなたにとってもエディにとってもプラスになることでしょう.

1. 摂食障害の問題行動を強化しないための手立てを考えましょう．

2. 摂食障害を強化するような思考パターン，感情，行動に陥らないように注意してくださ
い．その代わり，**穏やかさ，温かさ，柔軟な思考と現実的ではっきりとした期待**（例え
ば，「生きること＝食べること」である，「摂食障害＝QOL の障害」である）を心がけ
ましょう．

3. どのような問題行動が家庭内で発生し，変える必要があるのかを明らかにしましょう．
まずあなた自身の行動について検討し，必要であればそれを変えていくことが，良い
きっかけになるのだということを覚えましょう．これらに前向きに取り組むためのプラ
ンを立て，そのための目標とルールを明確にしてください．

5. 摂食障害の問題行動を変えるために

A. 課題その 1:「スパイダー・チャート」を用いて話し合う

　摂食障害の問題行動は非常に多くあるため，ときには状況を客観的に把握できないような場合
があります．**図 14-2** の「スパイダー・チャート」には摂食障害で一般的にみられる行動の数々

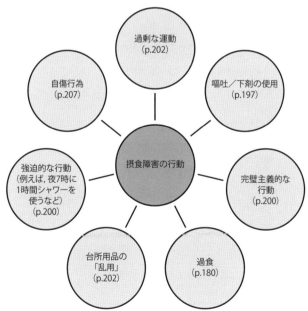

図 14-2　スパイダー・チャート
　　　　スパイダー・チャートを使って，困難な行動を特定し，ランク付けしましょう．

が挙げられていますが，これを用いればエディとの話し合いを始めるにあたってきっと役に立つことでしょう．また，細部にこだわったり脱線することなく，エディの健康状態についての全体的な視野を保つことができるはずです．このチャートにエディ特有の症状や問題（例えばかんしゃく，外食しないこと，体重チェックなど）を書き加えてみましょう．この章の目的である，個々の症状にどのようにして取り組めばよいかについては，各症状に添えられたページを参照してください．

行動してみよう !

「このスパイダー・チャートには，摂食障害をもつ人が直面する症状が書かれているのよ．この中でどの症状を一番変えたいと思っているかと質問されたら，あなたは何と答えるかしら？」

　指でさすか言葉によってエディに答えてもらい，変わることの「願望」，「可能性」，「理由」，「必要性」の4点について質問してみましょう．このような質問を行えば，ある行動を変えるための心の準備がどれくらいできているかを知ることができ，話し合いを進めることが容易になります．

「なぜそれを一番に変えたいと思うのか，もっと話してくれないかしら？」（願望）

「嘔吐を選んだわね．これらを減らすためには，どうすればよいと思う？　そのために，私に何か手伝えることはあるかしら？」（可能性）

「あなたは嘔吐を選んだのね．なぜこれがあなたにとって一番重要なことなのか，私にわかるように説明してもらえないかしら？」（理由）

「チャートの中で嘔吐を選んだわね．これは〇〇先生が血液中の電解質のことや，歯を痛める危険性について話されたからかしら？」（必要性）

　エディが選んだ行動を変えようとすることが，以下の基準に合うかどうかをチェックしてみましょう．

●そのような変化は，**特定のもの**でしょうか？

●そのような変化は，**測定可能**でしょうか？

●そのような変化は，**達成可能**でしょうか？

●そのような変化は，**現実的**でしょうか？

●そのような変化は，**限られた時間内**で可能でしょうか？

　変えようとする行動を選ぶにあたっては，エディの安心できる範囲を少し超えているけれども，達成可能だと感じられるようなものを選ぶべきです．

B. 課題その 2：「心の準備度スケール」を用いて話し合う

　エディが変えたいと思う問題行動が明らかになったら，「心の準備度スケール」（第 7 章〈p.75〉参照）を用いて話し合いを組み立て，エディがどの程度その行動を変えるための**準備**ができていて，どの程度その行動を変えることに**自信**があるかを点数にしてみましょう.

行動してみよう

　次のように始めてみるのはどうでしょうか.
「0 点を付けなかったということは，あなたの中には『変わりたい』と思っている部分もあるのね. 0 点ではなくて 3 点をつけた理由を説明してもらえるかしら？」
　このようにして会話を進めれば，エディは「変わりたい」と思う前向きな理由を言葉にして挙げることができるようになるはずです. あなたはエディをほめるでしょうから，結果として彼女の変わることに対する自己評価や自信が高まります.

「摂食障害を抱えながら，0 点からその点数まで上がったのは本当に大変なことだったと思うわ. では，そこから少しでも 6 点もしくは 8 点に近づくためには，どのような助けが必要かしら？」
「もっと上の点数を目指すために私ができることは何かあるかしら？」
　ここであなた自身がエディの点数をつけてみても良いでしょう.
「あなたが変わることがどんなに重要か分かってほしいから，私にもあなたの点数を付けさせてもらえる？」
（必ずエディの許可を取ってから行うようにしてください）
　こういった会話は，何らかの妥協策を探る交渉を始める出発点にすることができます.
　もし，エディとの会話がスムーズに進むようであれば，この課題をもっと続けてみるとよいでしょう. あなたとエディがスパイダー・チャートに加えたすべての行動について順番に話し合ってもよいかもしれません. **しかし，もしエディの反応が芳しくなければ，話し合いは延期したほうがよいかもしれません.**
　エディが変わることを妨げている要因として，彼女が，生活全般にわたってあまりにも高すぎる非現実的な要求水準を設定していることが挙げられます. つまり，失敗することが目に見えているような目標を立てる傾向があるのです. 例：「私は嘔吐を完全にやめて，二度としないようにするわ」
　達成可能な目標を立てることが何よりも大切です. 比較的容易に変えられそうな問題にまず取り組めば，達成感が味わえ，自信がついて，エディは好調なスタートを切ることができます. こういった問題を変える重要度が低いと考えることは，適切ではありません.

「まずは簡単に変えられそうな問題から取り組んで，少しずつ難しい問題にチャレンジしてみるのはいいかもしれないわね」

「言わせてもらっていい？　○○先生は，目標までの道のりを小さなステップに分けて，これをひとつひとつ達成していけばよいとおっしゃったわよね．『一事成れば万事成る』ということわざは，本当に正しいわ．何かが成功すれば，誰だって気分がいいもの．だから，できるだけ早く目標を達成するためには，念入りにプランを立てることが大切なのよ．あなたはどう思う？」

　もしもエディの反応が強迫的で極端な思考パターンをあらわすようなものであれば，もっと現実的な反応ができるように彼女を促してみてください．そのためには，エディの反応をわざと**誇張して解釈してみせる**のも効果的でしょう．穏やかに「あまのじゃく」を演じるのです．彼女の目標がいかに非現実的であるかを気づかせることができるはずです．

「たった一度のチャレンジで成功したいと思っているのね」

「あなたは『何もかもすぐに変わる』と言っているのね」

「一歩一歩進んで行ってもむだだと思っているのね」

このように会話を進めた後，エディが言ったことを要約してみましょう．

「あなたは……と言ったわよね．それて合っているかしら？」

「あなたは……と言っているのね」

6. 言葉遣いと家族の性格

　エディのような極端な思考パターンは，他の家族にも認められることがあります．あなたの家族のうち誰かがこのような思考の罠にはまって，非現実的な期待をしているのではありませんか？　次の質問に答えてみてください．**あなたは**細かいことにこだわりすぎて，視野が狭くなっていませんか？　**あなたは**融通がきかない性格ですか？　あなたがどのようにすれば自分自身の極端な傾向を克服できるのか，エディを含む家族全員と話してみることはとても有用です．このような傾向があなたにもあると思ったら，あなたの思考スタイルや行動を変えることが，エディにとって重要なお手本になります．

　「破滅的」な思考パターンにも気をつけましょう．つまり，失敗や過ちをすべて大惨事だと捉えることです．あなたは「……べきだ」「……になるだろう」「**絶対に……**」といった言い回しを多用していませんか？　もしそうであれば，できるだけ控えるようにしてみましょう．このような言葉遣いは指示的，高圧的，そして支配的に聞こえますから，エディの病気を長引かせてしまう可能性があります．

7. 問題行動の取り組み方

A. 嘔吐

1 話し合いを始めるには

「食べた後に胃を空っぽにしたいのね．たぶん，そうすることで少しでも安心できて，不安が減るからでしょう？　私が心配なのは，嘔吐の習慣があなたの健康を損ねたり，食欲のコントロール・システムを壊してしまうことなのよ．行動を変えるかどうかはあなた次第よ．そのような行動をやめるために，私に何か手伝えることはあるかしら？　それとも，嘔吐せずに我慢する時間を少しずつ長くしてみるのはどう？」

2 エディを助けるために

　変化は無理強いされるべきではありません．あなたとエディが十分に話し合った上で，エディが行動を変えていくようにすることが，常に最も大事なことです．嘔吐を減らすためには，食後トイレに行く回数を減らしたり，食事と嘔吐の時間をできるだけ長くしていくことを目標にしてみてください．具体的には次のような方法があります．

- 食事の後，どれだけ時間が経てばトイレに行って良いかを，エディと話し合って決めましょう．
- 食後，エディが一人にならないようにしてください．友達と電話でしゃべる，あなたと一緒に何かをするなど，エディに提案しましょう．
- 背中や頭，足をマッサージして，食後の不安を軽減してあげましょう．

3 悪い結果について

　嘔吐によって生じる悪い結果からエディをかばってはいけません．もしトイレの詰まりや清掃の問題が起きるようであれば，エディとの話し合いでこのことを取り上げ，他の家族がどれだけ迷惑しているかを伝えましょう．自分の行動の後始末は自分でつけるよう，エディにはっきりと穏やかに頼んでください．後退やエディの奮闘を認めた上で，エディの健康を損なうだけでなく，たとえば嘔吐による不快な結果によって人間関係をも損なうような行動との闘いに勝つためには，何が役に立つかを尋ねてみましょう．たとえば，他の家族がトイレや風呂や洗面台を汚い状態で放置したら，エディはどう感じるか尋ねてみましょう．

B. 儀式と強迫行為

　強迫的な思考や行為は不安を和らげ潜在的な恐怖を取り除いてくれるので，これによってエ

ディは安心感を得ることができます.

1 罠について

　家族はエディの強迫行為の相手をしてしまうという罠に陥りがちです. 例えば, エディは「私は間違ってないかしら?」「太らないかな?」「私って醜くない?」などと質問することで, 慰めを得ようとします. これによって, 家族はエディと同じ思考パターンに引き込まれてしまい, このような思考が正当なものだと支持してしまうのです. いったん慰めてもらうと, エディの不安は和らぎます. つまり, 彼女は報酬を得ることになるのです. このようにして, エディは強迫的に同じ質問を繰り返すことにより, 前と同じような報酬を得ようとします. しかし, 不安の解消は一時的なものであり, 他者からの慰めによって短期的に症状が緩和されるだけで, 治癒することはありません. ですから, エディはまた不安になり, 悪循環が再開します. このことの繰り返しです. 質問に含まれる強迫的な要素はとても微妙なもので, 以下に挙げるようなことによって, 家族への責任転嫁がなされます.

- エディがしようとしていること, またはしてしまったことが大丈夫かどうか家族に確認する.
- なかなか自分で決断しようとしない.
- 家族がそばにいなければ, ある行動(食事など)をしようとしない.
- 食べ物, カロリー, 体重, 体型について長々と議論する, 細かいことをチェックする.

　あなたの目標はこのような行為に脅かされたり「いたちごっこ」に**巻き込まれないようにする**

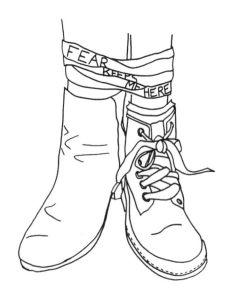

図 14-3

　この絵は, 不安を解消するために症状に慣れて受け入れ始めると, まるで二人三脚のように罠に陥ってしまう様子を表現しています. 恐怖があなたたちを結びつけ, つまずかせます. 例えば,「あなたは太って見えないわよ」「油は使っていないわよ」など, 安心感を与えることをし始めると, あなたたちを縛る縄はよりきつくなるでしょう.

ことです．摂食障害において，回避（否定的な考えや行動の否定的な結果）や，強迫行為，儀式に協力することは，アルコール依存症の人にもっとお酒を飲ませるようなものです．

2　強迫行為を減らすためのプラン作り：成功の秘訣

- 強迫行為にふけることによって，あたかも特権（例；キッチンやトイレをいつでも独り占めできる）が与えられるかのようにエディを扱ってはいけません．家族全員で話し合い，統一したルールを作りましょう．
- エディと一緒に，最も強い不安を引き起こすと思われる行動について話し合い，それぞれの行動に関連した安心行動のリストを作ることが有用でしょう．エディが強迫行為をやめるための作戦を考え，それぞれの行動を行わなかった場合，どの程度の不安が生じそうかを予想してみてください（**表 14-1** を参考にしてください）．

表 14-1　安心行動をやめる

安心行動をやめるための作戦	予想される不安 0 〜 100	実際の不安 0 〜 100
食後 30 分間席を立たない	99	
食事に入っているものを家族と一緒に確認しない	95	
太って見えるかどうかを家族に確認しない	92	
食べ続けたら止められなくなるかどうかを家族に確認しない	85	
体重測定を 1 日 1 回に減らす	80	
体をチェックする時間を 1 日 30 分に減らす	75	
運動する時間を 1 日 60 分に減らす	75	
もっと気楽に運動するために家族か犬に付き合ってもらう	70	

- すべてを一度に変えてしまおうとするのではなく，一度につき 1 つの行動を変えるためのプランを立ててください．すべての問題行動に一度に取り組もうとすれば，エディはパニックに陥ってしまい，着実な進歩が望めなくなってしまうでしょう．
- 変化を成功させる可能性を最大にするために，不安の程度が高そうなものよりも，中程度くらいの行動をターゲットにすることから始めましょう．そうすれば，それほど難しい挑戦ではないため，成功を積み重ねることができます．そして，それは，摂食障害に打ち勝つこと

は可能であり，エディにも達成可能であることを思い出させてくれるでしょう．

●以下の会話例を参考にしてください

> 「あなたに安易な慰めを与えることはよくないと，○○先生に言われているのよ．そのような慰めは，かえってあなたの不安をあおるだけなの．あなたが今不安を感じているのはわかっているわ．でも，まもなくひとりでに落ち着くはずよ」
>
> 「あなたの強迫行為のために，家族全員の生活が妨げられているの．これを放っておくことはできないわ．あなた自身のためにならないもの．あなたにとって大事なことは，柔軟性を身につけて，新たな状況に適応できるようになることよ．今は不安でしょうけど，じきに落ち着くわ」
>
> 「あなたが今感じている不安はそのうちに消えるわ．その不安な考えから注意を逸らすためには，私たちに何ができるかしら？　散歩にでかけましょうか？　それとも，ジグゾー・パズルを完成させる？　それとも……？」

●不安を和らげるためのより効果的な方法を話し合いましょう．
  ・ヨガ，ダンス，太極拳，ピラティスなどのゆったりした全身運動
  ・リラクセーション音楽，楽しい活動，アート，手芸
  ・深呼吸，イメージ・トレーニング，マッサージ，マニキュアやペディキュアなどの自分を甘やかす活動

C．強迫性格と完全主義

　摂食障害を抱える人が，子供の頃に強迫的性格を示していたというケースがよくあります．具体的には，頑固，融通がきかない，分析的といった性格や，ものごとを特別な，「正しい」方法で，非常に高い水準でやらなければ気が済まないという傾向などです．ですが，これまでにそのような特性がみられていなかったとしても，摂食障害は確実にこのような特性を引き出します．

　強迫性格は，清潔好き，潔癖症，整頓好き，ものをきちんと並べる，食事の準備や食べ方，献立に関わる習慣など，実にさまざまな形をとります．これが，学業，スポーツ，ダンスやその他の活動に熱心に向けられた場合は，りっぱな，賞賛すべきことと思われるでしょう．エディは成績優秀な生徒，才能ある音楽家，あるいはひたむきなスポーツ選手になって，野心的にキャリアを築いていくかもしれません．このような強迫的な性格は，当初は高いレベルの不安を軽減するのに役立つかもしれませんが，その人を限りなく高く，疲弊させるような水準の成果を求めるという罠に陥らせます．さらに，「成功しなければならない」「トップでなければならない」「ベストでなければならない」といった強迫的な信念によって，エディはますます自己を不完全なものとみなすようになります．「完璧」であることに失敗するということは，エディにとって，自分

には食事やセルフケアは必要ない，自分にはそのような価値がないのだととらえる十分な理由になります.

　エディは失敗やまちがいを犯すこと，目標を達成できないこと，他人に批判されることに怯えながら，日々暮らしています. エディには，自分がその時点でできる限り最高の仕事をしたという事実と，時間やエネルギー，努力をもっと費やしたとしても，より良い結果が出たとは限らないという見解を受け入れることができません. 例えば，どの試験でも必ず 100 点を取ること，競技で必ず 1 番になること，試合で必ず決勝点を上げること，芝居で必ず主役を演じること，就職や大学の面接試験で必ず合格すること，これらは到底不可能だということが，エディにとっては受け入れられないのです. 人間は過ちを犯すものだという事実を，エディは認めることができません. また，他人はそれぞれ違った才能と能力を備えており，私たちの誰もが強い面だけでなく弱い面も同時にもち合わせているという事実をエディは受け入れることができません. 人間はひとりひとりが唯一無比であり，このことが私たちの個性を形づくっているのです. しかし，家族や友達がエディを愛し，尊敬しているのは「エディだから」であり，「エディが必死でなろうとしている誰か」ではないという事実を，エディは理解することができません.

　エディは自分の間違いを認めて「ちぇっ！」と言ってすませることができない人なのです（レスター大学のボブ・パーマー教授は，ジョークで「摂食障害を患う人々は『ちぇっ！（Oh Sod it！）遺伝子』が欠損している」と言っています）. この「SOD」を略語として用いて，強迫傾向が極端にマイナス方向に発揮されないようにするためにはどうすればよいかについて述べてみましょう.

1 S：十分さ（Sufficient）

　その失敗／まちがい／否定的な意見などが，長期的にみてそれほどまでのみじめさ／不安／自己批判を引き起こすのに**十分なほど**重要だったのでしょうか？（「7 年後には，それはあなたにとってどれほど重要かしら？　その時点で振り返ってみたら，そのことがどれくらい重要だと思うかしら？」）

2 O：他のこと（Other）

　他のことでもっと重要なことはないでしょうか？　他に優先すべきことはないのでしょうか？それは何でしょうか？（「それに成功すること／そのためにほめられること／それを達成することは，あなたの幸福／健康／将来／家族／友達よりも重要なことなの？」）

3 D：責任の分担

　そのまちがい／失敗／過ちの重要性／妥当性を判断する責任を，他の人に助けて／分担してもらうことはできないでしょうか？（「私にも判断の手伝いをさせてもらえる？」「その状況について，私の見解を言わせてもらっていい？」）

D. 過剰な運動

　強迫的に過剰な運動をすることはよくみられる行動で，エディの不安を軽減し，安心感を高める働きがあります.

　一般に運動は健康的な行動とみなされています. しかし，摂食障害における過剰な運動は，結果として多くの犠牲を伴うことになります. 神経性やせ症の場合でも過食症の場合でも，エディの健康は損なわれています. 彼女には栄養の蓄えがほとんどなく，その体はバランスを失っています. 筋力は著しく低下しており，骨粗しょう症，低血糖，心機能低下，脱水，電解質異常などがしばしば認められます. 過剰な運動を行うことにより，エディは身体にとってなくてはならない貴重な栄養を燃焼し，同時に短期的・長期的な身体の消耗，筋肉の損傷，骨折のリスクを冒すことになるでしょう. さらに，多くの運動は一人きりで行うものです. 例えば，ランニング，ジムでのトレーニング，またエディの寝室に設置するためのエクササイズバイクの購入（毎晩一人で使うため）などが挙げられるでしょう.

　もしエディの健康がそれほど危険な状態でなければ，運動を完全に禁止するという非現実的な方策よりも，一人きりではなく誰か他の人と一緒に楽しみながら行えるものに変えるほうが効果的でしょう. 例えば，ダンス教室に参加するなどです.

　飢餓状態で健康が損なわれているのに競技に参加することは有害となる可能性があります.

　運動から孤立，競争心，強迫性といった要素を取り除いて，その代わりに無理のない限界設定を行い，人とのつながりをもつことで「楽しみ」という要素を付加することができれば，エディは運動に対して以前ほど熱中しすぎたり，強迫的ではなくなることでしょう.

　もしエディの栄養状態に注意を要する場合は，妥協策と最終プランを決定するための話し合いをもたなければなりません. この計画は実際に紙に書き留めても，あるいは頭で記憶するのでも構いません. 例えば，エディが万歩計やストップウォッチを使って毎日の運動量をモニターし，これを少しずつ減らしていくというのも一つの方法です. あるいは，エディが毎日の夕食後に30分間ランニングをする代わりに，同じ時間あなたと一緒に散歩するよう誘ってみるのはどうでしょうか.

　摂食障害のためにエディの感情が抑圧されてしまっていると，このようなプラン作りのための穏やかな話し合いですら，変化に対する不安や恐怖を引き起こすかもしれません. ここでも，「一歩一歩着実に」ということを忘れないでください. すべてを一晩で変えてくれるような方法はありません. 忍耐心と時間が必要です.

E. 強烈な感情

　摂食障害を抱える人は，かんしゃくを含む強烈な感情を表すことがあります. 困難な状況にある場合や回復に向かおうとしている時期には，とりわけこれが顕著です. こうした問題を扱うこ

とは決して容易ではありません．エスカレートした末に，自傷や器物損壊，他人への傷害など暴力的行為に発展する可能性さえあります．このような感情の爆発が，公衆の面前で起こると，醜態をさらす結果となって，収拾のつけようがなくなってしまいます．

> 結婚式でのことです．私の娘は誰かに嫌なことを言われたためにカッとなって，ついには怒りのあまりに泣き叫び始めたのです．耐え難い状況で，皆真っ青になりました．結婚式も中断してしまいました．あんなことははじめてです．娘はひとりっ子で，家ではいつも皆静かに暮らしていましたから．娘を家に連れ帰ろうとしたのですが……．怒りのあまり興奮して，わけがわからなくなっている大人の女性を引きずって帰るのがどんなに大変だったか，想像できますか？（患者家族）

　どのような行動なら許せるか，また許せないかを，家族の**ルール**として明確にしましょう．家族の一人が摂食障害になると，以前通用していた家庭内のルールがもはや通用しなくなることがよくあります．

　それぞれの家庭によって，独自の「基本ルール」を定める必要があるでしょう．つまり，以前からあるものにせよ新しく定めるにせよ新たに問題となってきたエディの受け入れられない行動に対処するためにルールです．ルール作りにあたっては家族全員で話し合い，首尾一貫してこれを適用するということを確認してください．以下にその例を挙げてみましょう．

- 他人を殴る，器物を破壊するなどの暴力を行ってはならない．
- 公衆の面前で感情を爆発させた場合は，即刻帰宅．
- 家族や他人に対して悪態をついたり，無礼な態度を取ってはならない．
- 他人の要求や持ち物を尊重しなければならない．
- 食べ物を過食に使用したら，弁償しなければならない．

　ルールを破ったら**どうなるか**についても明確にして，これを首尾一貫して適用してください．例えば外出禁止，小遣いで弁償するなどです．

　エディが（あるいは他の誰でも！）家庭のルールを破ったときは，それをしている最中に，あるいはその後で，ネガティブな内容を２つのポジティブな内容の間に挟んで伝える方法がとても役に立ちます．
「私はあなたをとても愛しているわ．あなたが物を壊したり，悪態をついたり，大声を出したりするのは好きではないけれど，それでもあなたを愛しているわ．」

　このメッセージは，必要だと思う限り繰り返す準備が必要です．

　おそらくエディは自分の振る舞いが常軌を逸していることを受け入れられず，それを認めるどころか，怒りのあまり地団駄を踏むでしょう．後で，エディが落ち着いた時に，静かにあなたのメッセージを繰り返すようにしてください．「あなたをとても愛しているわ．でも私は本当にそ

れが嫌で，あなたが……している時は，それを受け入れることができないの．それでも，私は
あなたを愛しているわ．抱きしめてほしい？」

　ケアにあたる家族が疲れ切っていて，エディの問題行動が他の家族の QOL にも深刻な影響を
与えているときに，**ルールを定めたり変更したり**，効果的な罰則や報酬になるような活動を考え
出したり，これらを長期的視野に立った上で首尾一貫して適用することは，非常に厳しい作業だ
と思います．報酬になるような活動の選択肢は限られていますし，考えられる罰則の選択肢も同
様です．例えば，前述の「過食に使った食べ物は弁償されなければならない」というルールは，
エディが働いておらず，お金を家計に入れてなければ不可能なことです．したがって，エディが
収入を得ている場合に比べて，このようなルールを適用することは，はるかに難しいでしょう．

　許されない行為に対して，毅然とした態度で臨むことと，一貫性を保つことの良い**バランス**を
見つけましょう．また，柔軟な思考パターンのお手本となることも難しいことだと思います．そ
して，何よりも見過ごせないのは，エディの感情の爆発が家庭生活に与える影響です．唯一の解
決法は，ABC アプローチ法を用いることによって，エディに良い変化を生じさせるために家族
全員に何ができるかを探ることです．

1 「引き金」に取り組む

　感情の爆発のきっかけを探してください．できれば，エディと話し合いながらのほうがよいで
しょう．よくみられるきっかけとしては怒りと圧倒的な絶望感があります．外の世界の出来事を
コントロールすることは誰にとっても不可能です．しかし，引き金となるような感情を和らげ，
日々の挫折からエディがすばやく立ち直れるようになるための一つの方法として，家庭の雰囲気
をできるだけ穏やかで温かいものに保つことがあります．このためのヒントを挙げてみました．

● エディのケアにあたる家族には息抜きが必要です．第 6 章（p.57）では，リフレッシュするこ
　との大切さについて述べました．家庭内の状況が緊迫してきたら，ちょっと席をはずしてみ
　るのもよいでしょう．

「動揺して気持ちが塞いできたから，ちょっと席を外すわ．5 分後（もしくは 1 時間後）話し合
いましょう．明日でもいいわよ」

　そうしたら，その 5 分間（もしくは 1 時間）の休息を使って庭で短い散歩をしたり，犬を散
歩に連れ出しましょう．静かな場所で 5 分間ほど深呼吸をするのもよいかもしれません．

● 摂食障害や抑うつ思考について議論を尽くそうとするなど，無益な行動パターンに陥らない
　ように注意してください（サイ・タイプの対応を覚えていますか？）．

● 介入するタイミングを考えましょう．微妙な問題やルール，目標，変わることについて話し
　合いたい場合は，ストレスの強い時間帯（食事の時間，出勤直前，あなたが疲れている時など）
　を避けるべきです．

● エディの感情がエスカレートする前に気づいて，これを受け入れ，彼女の気持ちをよく考え

てみてください.

「ちょっとイライラしているみたいね. 話をしたい？　それとも抱きしめてほしい？　私に何かできることはある？」

- 感情の爆発のパターンを探しましょう. どのようにして？　いつ？　なぜ？　誰に対して？（エディは家族の中でも「当たり障りのない」人に感情の爆発を向けることがあります）.
- 感情の爆発が始まったとき穏やかに話しかけることができるように, あらかじめ決まった言い方をつくり上げ, 練習しておきましょう.

「あなたも私も落ち着いてから, この問題については話し合いましょう」

　いつでもその言い回しが使えるように, 友人か家族を相手に繰り返し練習してください. 鏡の前でも良いでしょう.

- 感情を爆発させる兆しがみえたとき, どのようにしてエディを落ちつかせたらよいかを考えてください. 例えば周囲の環境に注意を向けさせる, 呼吸に集中させるなどです. 瞑想やマインドフルネスのテクニックを用いてもよいでしょう.

「怒りの波がやってきているようね. その怒りを, 体のどこか他の場所に移すことはできるかしら？」「その怒りを取り出してみてくれない？　どんな風に見えるかしら？　熱い？　めらめら燃えている？　それともとげとげしている？」「その怒りを絵に描いてもらえない？」

「あなたが今どこか, 大自然の真ん中にいると想像してみて. どんな感じがするか話してちょうだい」

「今この部屋で何が見えて何が聞こえるか, 一緒に考えてみましょう. 私から始めるわね. ……外で小鳥が鳴いていて, かすかに飛行機の音がするわ. それから, 私の足が靴の中にあって, 背中がクッションに当たっているのを感じるわ……」

- 感情が爆発している最中や, 爆発した後にエディを慰めることは, かえって問題行動をあおることになってしまいます.

2 爆発が避けられなかった場合の対処

- エディの行動に対処する際には, 温かさと一貫性を忘れないでください.

「あなたのことはとても愛しているわ, でもあなたのしている行動は好きじゃないの」

「どれだけあなたのことを愛していたとしても, このような行動（具体的に示す）は許せないわ. 他の誰かがしたとしても許せないでしょうし, あなたでも許せないのよ」

- 穏やかに, きっぱりと注意しましょう.

「お願いだからやめて. このことは後で話し合いましょう」「あなたも私も落ち着いているときに, このことは話し合いましょう」

- もしエディが聞く耳をもたなければ，あなたのメッセージを穏やかに繰り返し続けてください．

「あなたのことは愛しているけど，このような行動（具体的に示す：怒鳴る，泣き叫ぶ，殴るなど）は許せないわ．あなたのことは愛しているけど，このような行動は好きじゃないわ」

- 許容できるような他の選択肢を提案して，あなたに何ができるか聞いてみましょう．

「人前で私に向かって怒鳴らないてちょうだい．怒っているのは分かるけど．できるときでいいから，今あなたに何が起きているのかを，私に分かるように話してくれないかしら」

- 自分の感情から周囲の環境へ注意を逸らすなどして，気持ちを紛らわせてみるように勧めてください．

「手をその壁／木／石に当てて，あなたの怒りを壁／木／石に与えるのよ．怒りをその壁／木／石に注ぎ込むことをイメージして，あなたの手や指を通して壁に流れこんでいくのを感じてちょうだい」

- 爆発が収まった後，何が爆発の引き金になったかについてエディと話し合いましょう．同じ日の遅い時間でも，次の日でもかまいません．エディの行動は許せるものではなかったこと，どうあっても見過ごしたり，大目に見ることはできないということを彼女に伝えてください．
- 話し合いはポジティブな雰囲気で終えるように努めてください．何か楽しいことを一緒にしようと提案するのもよいでしょう．
- 日記や記録帳に記録し，後で家族全員や専門家，自助グループと話し合うことができるようにしましょう．
- 感情の爆発をあなたに対する攻撃だととらえたり自分を責めてはいけません．その時の状況やエディの感情から距離を取るようにしてください．

ケーススタディ

　15歳のパティはだんだんと食事を食べなくなり，はじめて病院へやってきたときには食べ物も水分も摂っていませんでした．彼女は医学的リスクが高い状態であると診断されて，摂食障害病棟に入院することになりました．入院後，彼女は食べるようになりました．また，主治医の勧めで両親が病棟を訪れて，たびたび彼女と食事を共にしました．自宅外泊も試みられるまでになりました．

　しかし，パティの両親によれば，家に到着するやいなや彼女は体重と体型のことで頭がいっぱいになり，自分のことを「太った怠け者のブタ」と呼んで，腹部の皮膚を切り取ろうとするような真似をしたのです．また，パティは食べたもののカロリーを消費してしまわなければ気が済まなくなり，両親と外出したときには走ったり，早歩きをするようになりました．これがさらにエスカレートして，彼女はたびたびかんしゃくを起こ

すようになり，行動が制限されたり禁止されると，泣き叫ぶ，怒鳴る，悪態をつく，逃げ出すなどの感情の爆発がみられるようになったのです．

パティの両親が ABC アプローチ法を使って状況を分析した結果，彼女が朝食を病棟の患者から離れて別室で両親と食べた朝は，比較的穏やかであることがわかりました．彼女は不安や焦燥をあまり感じることなく，他の患者の行動や食事の仕方を見て緊張したり，頭がいっぱいになることもなかったのです．パティの両親は，彼女が怒って暴力的になることや，逃げ出すこと，悪態をつくことは許せないと彼女にはっきり伝えました．また，彼らは明確なルールを決め，もしこのようなことが起これば，自宅外泊を切り上げて，パティを病棟に連れ帰ることにしました．一方で，彼女が自分の行動をコントロールすることができた場合は，両親そろってこれをほめ，励ますようにしました．この結果，パティは順調に回復することができて退院し，朝食前から始まる訪問ケアを自宅で受けるようになったのです．

F.　自傷行為

自傷行為は，強烈な感情（怒り，傷心，苦痛，空虚感，自暴自棄，孤立感など）を表現するための手段として，このような感情を言語化できない場合や，誰にも聞いてもらえないような場合にしばしば用いられます．それはあたかも身体的苦痛のほうが精神的苦痛よりも耐えやすいことを示しているようにみえます．自傷行為の後，エディは強い解放感と感情の噴出を感じています．彼女たちは自己嫌悪や苦痛を，言葉を通じて他人に伝えることができないのかもしれません．その結果，フラストレーションが募って，自傷行為に至るのでしょう．自傷行為が人前で行われた場合は，必ず人に注目されるので，ますます行為が強化されエスカレートすることになります（エディにとっての良い結果）．

これまでに述べてきた行動の場合と同じように，ABC アプローチ法を用いれば，自傷行為に代わってエディが「引き金」に対処するための安全な方法を考え出すことができるでしょう．例えば，辛くなったら誰かのところに行って話をし，助けを求めるのはどうでしょうか．あるいは，不安を乗り越えるために，気持ちを紛らわせたり，リラクセーションといった他の方法を見つけ，実行してみるのもよいでしょう．

1 フィードバックを与える

家族としてのあなたは，エディにその場その場でフィードバックを与えて，健康状態と QOL を改善するための行動を学ぶように，コーチする最も重要な立場にあります．このためには多くの忍耐と献身が必要ですが，エディだけではなく家族全員に恩恵をもたらすことになるという利点があります．

フィードバックは即座に与えることが理想的です．良い行動が見られたら，「あなたが一生懸命……に取り組んでいる姿は素晴らしいわ」「よく頑張って……をしているわね」「あなたが……をしている時が好きだわ」などとほめることで，そのような良い行動を強化し，より促進していくことができます．問題行動（もしくは安心行動）が見られたら，穏やかにエディの注意をそこへ向けてください．そして優しく，「○○先生が言っていたことを覚えてる？」と注意を促しましょう．

フィードバックを与えるためのスキル

● 良い点を強調する

　あなたが観察した結果を明確に伝えましょう．例えば，「ぴったりとプラン通りに食べたわね．ちゃんと……ができていたわよ」．エディの行動にあなたがどれほど感心したかいついても述べてください．例えば，「昨夜一緒に反省会をしたとき，運動の仕方を変えてみることについて話し合いができたわよね．私はうれしかったわ．結果として，食後の時間をプラン通り，穏やかに過ごすことができたわね」「あなたが……できたのは本当にすばらしいことよ．それはあなたにとって……ということなのよ」

● あなたのサポートを強調する

　例えば，「あなたのことをとても愛しているわ．だから，あなたが食事を食べた後，不安を解消するためにすぐにトイレで吐いていることに気づくと，とても心配になるの．この次は吐かずに我慢するためには，私に何かできることがあるかしら？」．一方，あなたはありとあらゆる方法でエディを助けたいと思っているけれども，変わることの責任はあなたではなくエディ自身にあるということを必ず伝えましょう．「それができるのはあなた一人なの．でも，一人ではできないわ．どんなことをしててもあなたを助けたいけど，あなた自身の回復を真に助けることができるのはあなただけなのよ」

● バランスの取れたフィードバックを与える

　あなたが目撃した問題行動を指摘しながら，あなたが見てみたいと思うようなエディの行動についても触れてください．例えば，「あなたのことはとても愛しているけれど，私に向かって怒鳴る／ドアをバタンと閉める／泣き叫ぶことは許せないわ．それよりも，一緒に座って，なぜあなたがそんなに怒っているのかについて話ができればいいなと思うの．それでもあなたのことを愛しているのよ．私が嫌いなもの，許せないものは，その行動なの」

● **失敗を見過ごさず，穏やかに受け入れる**

　失敗から学び，今後予測される問題に対してプランを立て，再挑戦するようにエディを励ましましょう．

● **あなたが嫌いなもの，許せないものはその行動そのものであって，エディ自身ではないことを強調する**

● **フィードバックを与えるのはエディと二人だけのときに**

　周りに人がいれば，何かと妨げになります．

● **エディと一緒に**

　問題を分析し，解決策を探し，プランを実行して振り返る際には，エディと一緒に行うべきです．

● **批判をしない**

　「理解できないわ．きっと今日は努力を怠っていたのね．私がいなくても，おやつは全部食べることができたのに．なぜ 1 日を台無しにしてしまうことをしたの？」

● **完全主義を放棄する：後退や事故は起こるもの**

　代わりに，ものごとの全体像を把握するように努め，これまでに学んだことや何が重要かについて考えてください．

● **進歩を認める**

　例えば，「あなたはよくがんばっているわ．2ヵ月前だと，もしその同じパスタを頼んだら，不安でたまらなくなったでしょうね．あなたが落ち着いているので，私はとても感心しているの．家族全員で素敵な食事を楽しむことができたわ．ありがとう」

　たとえ進歩がみられなかったとしても，エディのどんな努力も，そして気概や決意も認め，ほめるようにしましょう．

振り返ってみよう

1. 問題行動に取り組むためには，ABC アプローチ法が有効です．

　　A ＝「引き金」．B ＝「行動」，C ＝「結果」．

2．明確なルール作りが必要です．家族全員で話し合って決め，必要な場合は見直して変更しましょう．

3．それぞれの問題行動を ABC アプローチ法を用いて分析し，エディを含む家族全員で検討しましょう．

4．効果的な方法を探し，検討して，プランを立ててください．

5．変化を促すときは**穏やかに，一貫性を保って**．

6．**思いやりのある**アドバイスを与えるための時間を設け，変わろうとする努力はどのようなことであっても**ほめて**あげましょう．

7．定期的にふり返りを行って，今後のプランを立てましょう．

8．後退を認めるだけでなく，すべての進歩に言及し，励ましていきましょう．あらゆる前向きな努力をほめるようにしてください．

▌文　献

脅迫的な行動について

1）Veale D, Willson R: Overcoming Obsessive Compulsive Disorder. Robinson, 2005.

行動に取り組む

2）Bell L: Managing Intense Emotions and Overcoming Self-Destructive Habits. Brunner-Routledge, 2004.

3）Smith G: Anorexia and Bulimia in the Family. Wiley, 2004.

自傷行為について

4）MIND: Understanding self-harm. <https://www.mind.org.uk>

5）National Self Harm Network: The hurt yourself less workbook. <https://www.nshn.cu.uk/>

6）Royal College of Psychiatrists: Managing deliberate self-harm in young people. CR64. 1998.

第15章

振り返って，リラックス

はじめに

エディと適切なコミュニケーションを図ろうとしても，不可能に思われるようなことも多いでしょう．あなた自身が疲れていたり落ち込んでいたり，感情的になったりしている場合や，万策尽きたような場合で，あなたはエディに対してつい場当たり的に対応してしまうかもしれません．反対に，エディが疲れていたり空腹であったり，または感情的になっていて，取りつくしまがないということもあるでしょう．しかし，もしあなたが何が起きたのか，何がいけなかったのかを考え，もう一度挑戦する勇気をもてば，コミュニケーションが失敗した場合でも，それが成功したときと同じくらい有意義なものになる可能性があるのです．APT アプローチを何度もくり返し，その度にさまざまなことを学んでいく必要があるかもしれない，ということを覚えておきましょう．

また，自分自身の健康と幸福を守るための対策も忘れないようにしましょう．航空会社では，子どもと一緒に旅行する親や世話をする人に対して，「まず最初にあなた自身がマスクをつけてください」という指示を出しています．事故のときにあなたの備えができていなければ，子どもや仲間の手助けや世話ができなくなるからです．そしてこれは，家族全員が大きな問題の影響を受けている場合にも同じことがいえます．この場合，家族全員がエディを支えるとともに，家族全体として乗り切れるように努めなければいけません．

1. いっしょに取り組む：ホームケア・チーム

エディのケアに関わる人々は，どうにか苦戦しながら一人でケアをしているような人から，小さな子ども，ティーンエイジャー，学生，フルタイムで働く人，退職した人などのあらゆる年齢とライフステージの人が含まれた大家族のチームまでさまざまであり，彼らのスケジュールや感情的なニーズ，個人のストレスに対する反応はそれぞれ異なります．ストレス，特に長期間にわたるストレスは，人によって異なるさまざまな影響を及ぼします．趣味や社会的な活動を楽しむ

エネルギーが減少する，常に疲労感を感じる，物事がうまくいかないときの回復力が低下する，集中力が欠けたりミスが増える（これは仕事に悪い影響を与えます），忍耐力がなくなる，興奮しやすくなるなどの症状が出る人がいます．

　また，エディとともに生活することによる制約やストレスに適応しようと努力するために，家族内の関係性にも影響が出ることも少なくありません．これらの要因はすべて，家族全員に影響を及ぼす困難な行動や状況に対して家族がどのように対処するか，あるいは対処しないかということに影響を及ぼします．

　そのため，エディの病気に対するサポートを支援するために，また各メンバーが個々のストレス反応に対処できるようにサポートするために組織されたホームケア・チームを作ることは，チーム全体の幸福と，チームが上手く機能するために不可欠です．家族が日常生活の難しさを認識したら，家族の生活に支障をきたしている出来事や，エディを効果的にサポートする方法を話し合う「家族会議」を立ち上げることが重要となります．家庭の状況や「チーム」が**どのようなものであっても**，定期的な「家族会議」を行うことで，年齢を問わず全員が出来事や自分がその出来事によって受けたと感じる影響について話すことができる特別な空間を作ることができます．また，そうすることで，家庭のチームメンバーは，新しい状況や出来事に対する他のメンバーの反応を知ることができるかもしれません．これは，最終的には，その状況がさまざまな様式でどのように影響を与えた（どのように解釈された）かについてのより多くの議論と理解につながります．

　エディは，「自分のことは自分でやるわ」「私の人生だから，他の人は口出しできないし，すべきではないわ」と強く主張するかもしれません．援助者は，病気はエディの健康や将来だけでなく，家族みんなにも影響を与えているので，家族全員で状況に対処することが非常に重要だということを強調することが大切です．何が起ころうと，摂食障害による「分割統治」や歪んだ思考パターンに取り組み，エディがこれらと闘うことを効果的にサポートするためには，開かれた話し合いの場で家族全員が一致団結することがなによりも有効です．摂食障害病棟では，情報を引き継ぎ，サポートの方法を話し合うために，スタッフ会議が定期的にもたれます．家庭でも同じような話し合いが必要です．このようなチームワークを欠いたら，物事を支配したい摂食障害の思うつぼです．いったん病気が固定してしまうと，こうしたチームワーク抜きでは，エディが強迫的な行動に打ち勝つことはさらに難しくなります．

2. 家族会議の頻度は？

　家族会議は，家族全員に加えて，ひんぱんに連絡を取り合っている親しい存在にも参加してもらい毎週1回定期的に，皆が集まることのできる時間帯にテーブルを囲みながら，あるいは居間で，くつろいだ雰囲気の中で行うのが良いでしょう．**定期的**に行うことがキー・ポイントです．そうすることで皆で現状を確認し合ったうえで，以下に挙げる関連事項について話し合うことが

できます.

- どのようにして毎日を乗り切っているかについての，参加者それぞれの気持ち. 全員が自分の気持ちを話す機会があるようにしましょう.
- 家族の誰かが何らかの特別なサポートを必要としていないか
- 家族に起きた最近の出来事. 例：試験，仕事のストレス，親族の病気（祖父母やその他の親戚が何らかのサポートを必要としているかもしれません）
- 家族それぞれが建設的な休息をとり，リフレッシュをするためのプラン. 例：趣味を始めたり続ける，犬の散歩に行く，マッサージを受けに行く，スポーツに参加する，ゲームをする，音楽を聴く・共有する
- 家族**全員**がリフレッシュするために必要な時間をもつための協力プラン作り. 家族が一致団結すれば，誰も孤立感を抱いたり，エディのケアを何もかも押し付けられているような気持ちに陥らずにすみます. 家族の中の誰か一人（多くは母親です）がケアの中心になっているとしても，きょうだい，父親，祖父母やその他の親戚，配偶者，パートナーや友人など，あらゆる人たちがエディを助けるために必要なチームワークの重要な一員となることができます.
- 支援者が一人しかいない場合，非常に困難な状況に一人で対処しようとして孤立してしまうことが多いのですが，大切な友人やヘルプライン，自助グループを通じて個人的なサポートを得ることができますし，主治医が地域の援助者サポートグループについての情報を提供してくれるかもしれません.

会議を開催する方法については，"家族，援助者，専門家：建設的な会話の構築（Families, Carers and Professionals : Building constructive conversations"[1]に詳細が掲載されています.

3. 回復力を育み，スタミナをつける

エディの摂食障害は長引くことが多いので，家族や他の援助者にとって大切なことは，エディを長期的にわたって，穏やかに，一貫性と思いやりをもってサポートするためのスタミナと回復力を養うことの必要性を認識することです. これは，ガイズ病院のヴェネイブルズ医師[2]が1930年に書いたように，「多くの怒りといらだち」の毎日にあっては容易なことではありません. あなたには何が必要か，探してみましょう. また他の家族も皆，エディのケアを効果的に続けていくためには，それぞれ違ったサポート方法が必要でしょう（家族が一息入れる方法についてはグレイン・スミスによる"家族の中の神経性やせ症・神経性過食症（Anorexia and Bulimia in the Family)"[3]を参考にしてください. そして彼女の最新のノンフィクションの著作である，"家族の支援を乗り切るために（Surviving family care giving)"[4]では，コミュニケーションが主要なテーマとなっています).

多くの家族にとっては，年1回の家族旅行が毎年の楽しみでしょう. しかし，摂食障害が日常

213

生活の一部であるような家族の場合は，30分間のおしゃべり，レストランでの外食，1〜2時間の趣味活動，一泊か二泊かの外泊や，その他リラックスできるような気晴らしといった定期的な休息の時間をつくり出すことが，生き抜くための重要な鍵となります．長期の家族休暇を計画することは，いろいろな約束事やエディのケアを考えれば，困難なことが多いでしょう．

　定期的な家族会議とは別に，日々の進歩や問題を話し合うための**臨時ミーティング**を行うことも大切です．穏やかで冷静にものが考えられるようなタイミングであれば，場所はキッチンや階段の踊り場，庭，旅先など，どこでもよいでしょう．

　議論が過熱してしまった場合は，いったん冷却期間をおいたうえで，後日改めてミーティングの場をもち，なぜそうなったのか，その結果どうなったのか（ABCアプローチ法を使いましょう），今後のために何が必要かについて話し合ってください．誤解や行き違いがあったとしたら，これを明らかにするようにしましょう．

4. 好ましくない行動を振り返る

　家族同士で話し合うことで，摂食障害を維持しかねないような好ましくない対応を，エディに対して行わなかったかどうか振り返ってみましょう．例えば，カンガルー・タイプの対応．過保護で，エディ自身が責任を負うべきことを代わって行い，エディがそういった責任を自分自身で負うことにより，達成感を味わうことのできる機会を奪ってはいませんか？　あるいは，サイ・タイプの対応．エディの摂食障害について論理的に議論しようとしていませんか？　もしくは，ダチョウ・タイプの対応．問題が立ち消えになるまで，ずっと見て見ぬ振りをしてはいませんか？　エディに指示を出したり，彼女の肩代わりをするのではなく，彼女をサポートするためにどのようにすればイルカやセント・バーナード犬のようなやり方を身につけられるかについても話し合ってください．

5. エディの潜在的な弱点をサポートする

　回避や感情の爆発，融通の利かなさ，細部への過度なこだわりといったエディの傾向はたいてい，摂食障害をますます悪化させる危険因子になります．病気と闘っている最中に，エディがこれらの傾向を変えようと努力していることが認められたら，それがどんな小さなステップであっても，これに気づいて，ほめてあげましょう．

> 「あなたは勇気を出して……についての自分の考えを私に話してくれたのね．本当にうれしいわ」
> 「あなたの……についての気持ちを正直に伝えようとするのは，とても大変なことだったでしょうね」

「本音を話してくれてありがとう」

「正直に話すのは，とても勇気がいるわね」

「あなたは……ができるくらい柔軟に／順応できるように／融通がきくようになったわね」

「あなたはとても思いやり深く，思慮深く，それから……になってきたわ」

「あなたが儀式的行為をやめようとしているのは，とても勇気のある／立派な／勇敢なことだわ」

6. 役に立つ言い回し

　役に立つ言い回しを自分なりに考えて，鏡の前で，あるいは友人や家族，犬を相手に練習し，これを必要なときにエディに対して用いてみるとよいでしょう．

「ごめんなさいね．……だったので，疲れていた／イライラしていた／腹が立っていたのよ．……するべきではなかったわね」

「昨夜の私たちの会話のことを考えていたのだけど，私のほうがまちがっていたみたいだわ．私が言うべきだったのは／言いたかったのは……ということだったの」

　具体的に言うことが大切です．そして，「私のほうがまちがっていたわ」とあなたが言うことができれば，それは**「まちがっても OK なんだ」「誰でもまちがいを犯すものだ」**というメッセージになります．このことは，摂食障害を抱える人にとってとりわけ重要な意味をもちます．彼女たちはまちがいを犯すことを非常に恐れているからです．

　「私は……のことで悲しい／怒っている／イライラしている／嬉しいの」など，愛情から悲しみ，怒りにいたるまでのさまざまな感情を家族が表現すれば，それはエディや他の家族に対する「感情を言葉や表情で表すことは OK なのだ」という強力なメッセージになります．

　このような言葉は面と向かって伝えることができれば効果的ですが，必ずしも直接言う必要はありません．電話やメールでもよいでしょう．愛情のこもったメッセージを添えた手紙やカードを送れば，宝物として大事にしてもらえるかもしれません．

7. 繰り返しが大切

　摂食障害という病気は長期的にわたって前進したり後退したりするもので，その経過はなかなか予測がつきません．ですから，あなたがエディに言いたいことを，必要なだけ繰り返し伝える心の準備をしましょう．**最初のうち，あなたの言葉に思ったような効き目が感じられなかったからといって諦めてはいけません．**優しく，穏やかに，粘り強く，これがキー・ポイントです．

8. あるがままに

ときには，エディがあなたにけんかを売るようなことがあるでしょう．あるいは，エディがあなたを責めたり批判するなどして，彼女が抱いている劣等感をあなたにも味わわせようとするかもしれません．しかし，このような罠はうまくかわすようにしてください．いざという時の言い方をみつけておきましょう．

> 「私が知りたいことはあなたの……についてのことなの」
> 「私が誤解していると思っているのね．教えてくれてありがとう．私が理解できるように，もっと詳しく説明してもらえないかしら」
> 「何がベストなのか，混乱してよくわからないの．ゆっくりと考えてみる時間が必要だわ．少し休ませてちょうだい」
> 「あなたとけんかしたくはないの．考えるための時間がほしいから，ちょっと散歩に出かけてくるわね／部屋に戻るわね．後で話すことにしましょう．都合の良い時を教えてくれる？」
> 「これはややこしい問題よね．よく考える必要があるわ．もっとよく理解したいのよ．全体像をつかむための時間がほしいわ．問題を整理するため，紙に書いてみるわね．その後で，いつ改めて話し合うか決めておきましょう．いつがいいかしら？」
> 「私は私の気持ちを話したし，あなたはあなたの気持ちを話したわ．さあ，ちょっと一休みしましょう．もう一度話し合うのはいつがいいかしら？」

必要があれば，少し言い方を変えながら繰り返しましょう．これらの言い回しを用いる場合には，穏やかで，思いやりや相手を敬う気持ちを忘れないことが大切です．また，表情や身振り，声の調子にも注意してください．

9. 気休めという罠

あなたがエディに繰り返し気休めを言って，堂々巡りの会話を続けることは有害です．穏やかに，思いやりをもってエディと話し合うことで，気休めを与える機会を減らしていきましょう．

> 「あなたに気休めを与えることはよくないことなのよ．今度あなたが質問したら，『以前にも何度か話し合ったことがあるわね．そのとき私が言ったことを覚えているかしら？』と言うわね」
> 「あなたの体重が減ったことについて私がどう思っているか知りたいのね．あなたはどう思っているのかしら？」

10.　許せない行動

　許せない行動を，見て見ぬ振りをしてはいけません. あなたなりの言い方を練習しておきましょう. そうすれば，不愉快なことが起きたとき，そのような行動は許せないことや，**その理由**を穏やかに伝えることができます. 問題となるような行動はあまりに多いので，もしかすると一歩下がって，どの問題が最も重要で，またどの問題を変えるのが最も簡単だと確信しているかについて考え，優先順位をつける必要があるかもしれません. エディは破ったルールを明らかにして，そのルールが決められるに至った経緯や，どのような行動がより好ましいかについて話し合ってください.

> 「泣き叫んだり，怒鳴ることは許せないわ. 私はあなたをとても愛しているけれど，あのように叫んだり怒鳴ったりすることは受け入れられないの. 他の誰かが同じことをしても受け入れられないし，あなたがそうするのも受け入れられないわ. それは人をイライラさせるし，不必要なことだから. もし何らかの理由でドアを閉めてほしい，あるいはドアを開けたままにしてほしいのであれば，静かにそう言ってちょうだい」

11.　励ましの言葉

　励ましの言葉が必要な状況について考え，言葉をかけるべき良い行動を探してください.

　例えば「あなたが……してくれて，本当にうれしいわ」「……してくれてありがとう」というように. エディがしてくれたことがどんなに些細であっても（洗濯物の仕分けを手伝ってくれた，ゴミ出しをしてくれたなど），彼女や他の家族に対して，あなたがそれに気づいたこと，感謝していることを伝えましょう. 言葉を尽くして，エディへの愛情を表現してください. 言葉で伝えてもらわなければ，彼女は愛されていないと思うからです. 「愛しているわ. 摂食障害の行動は好きではないけれど，それでもあなたを愛しているわ」. 良い点を強調しましょう.

　あなたなりの励ましの言葉を探して，定規的にこれを見直し，どの言葉が最も効果的だったかを振り返ってください.

　変化に向けての前進を示す変化に向けての前進がみられたら，意識的に注意を向け，その良い点を強調しましょう. このようにして家族が日々の生活の中でエディをしっかりとサポートすることにより，彼女が変化という困難な作業に取り組むためのモチベーションを支えることができるのです. 最初のうちは，外国語を習うときのような感じがするかもしれません. つまり，時間をかけて，繰り返し練習することが重要なのです.

12. 摂食障害において変化に取り組むために役立つその他の言葉

　結果だけではなく，ポジティブな変化に向けた動きを示す行動に気づき，ほめる必要があることを忘れないでください．したがって，前進するために必要なスキルを表現するための語彙を，あなたは常に備えておく必要があります．例えば，「柔軟性がある」「勇気がある」「融通が利く」「臨機応変な」「勇敢な」などです．「あなたは本当に勇敢だし，この問題に取り組むための能力があると私は思うわ」建設的な会話に役立つように，ポジティブな言葉のリストを（心の中に，あるいは紙に書いて）作っておきましょう．

13. 進歩や失敗を記録する

　結日記をつけて記録すれば，進歩や成功をひとつひとつ喜ぶことができますし，失敗や特定の出来事の頻度を確かめることができます．治療者と話し合う際にも役立ちます．日記は毎日，毎週，不定期のいずれでもかまいません．書き手は一人でも複数でもどちらでもよいでしょう．

14. 家族日誌

　毎日の生活を記録する場合，どうしてもマイナス面に偏りがちです．家族全員がそれぞれ出来事や気持ちを書き加えていく家族日誌では，意識的にプラス面（どんなに些細なことであっても！）・マイナス面の両面のバランスを取るようにすれば，プラス面を強調し，エディの励ましになる仕組みを意図的につくり上げることができれば，役に立つでしょう．以下に例を挙げてみます．

> 「エディ，宿題を手伝ってくれてありがとう」（弟）
> 「誰が料理するか，何を作るかについてエディも同意していた時に，エディがお茶を入れることで怒り出したときには腹が立ったわ」（母）
> 「君と一緒に小鳥に餌をあげて，とても楽しかったよ．ツバメが飛び回っているのを見るのもね．ツバメが口げんかしている様子はおもしろいね！」（父）
> 「お母さん，ごめんね．悪かったわ．ふたりで決めたメニューのことを考えて，イライラしていたの．お母さんのことを愛しているし，いつも支えてくれて感謝しているわ．お父さん，ツバメのひなが親鳥たちと一緒に餌を食べているのを観察できて，楽しかったわね．それから，○○（弟の名前）．宿題の手伝いができて嬉しかったわ！」（エディ）
> 「私が……したとき，誤解しちゃったの．ごめんね」（姉）
> 「お母さん，ジェムを連れてお母さんと一緒に川に散歩へ行って，橋の下をアヒルが泳い

　ているのを眺めるのが大好きよ」（エディ）

　「明日，皆でミック伯父さんに会いに行くのが楽しみだわ」（母）

　「明日の約束のことを書いてくれてありがとう．すっかり忘れていたよ」（父）

さいごに

　この本を読み終わるにあたって，あなたは次に示すことがどれだけ重要かを学んだことでしょう．

- **穏やかに**
- **一貫性をもって**
- **思いやりを忘れずに**
- 摂食障害を抱えるあなたの愛する家族を**いたわり，コーチする**ことで，**自信**を回復させましょう．そして……
- エディに寄り添いながら回復への旅路を生き抜くために必要な，現実的な問題解決方法とサポートを見つけ出すことで，自分自身を含めた家族全員の QOL に配慮することが大切です．

　摂食障害を理屈で打ち負かそうとしても無駄だということが理解できたでしょう．あなた自身が変わることができれば，病気の回復に向けてあなたの愛する家族をコーチすることができるのです．そのためには以下のことが必要です．

- **会話**をすること．ただし，相手の言葉によく耳を傾けてください．
- 決定を下すときには，感情と理性の両方でよく**考える**こと．
- 家族全員で**首尾一貫**したアプローチを行うための，良好な**コミュニケーション，協力と協調，チームワーク**．
- 自分の中の短所を**克服**し，長所を伸ばすこと．そのためには，友人・知人の助けを借りましょう．
- **勇気**をもって**冷静**に新しいことに取り組むこと．
- 積極的で感謝の気持ちをもったアプローチを用いて，問題解決の**能力**を成長させること．

　あなたの成功を心から祈っています．

ジャネット・トレジャー（精神科医）

グレイン・スミス（患者家族）

アナ・クレイン（元患者）

▌文　献

1) Smith G: Families, Carers and Professionals: Building constructive coversations. Wiley, 2007.

2) Venables JF: Anorexia Nervosa: Study of the pathogenesis and treatment of nine cases. Guy's Hospital Report 80: 213-226, 1930.

3) Smith G: Anorexia and Bulimia in the Family. Wiley, 2004.

4) Smith G: Surviving Family Care Giving. Routledge, 2014.

監訳者あとがき

　本書は，"Skills-based Caring for a Loved One with an Eating Disorder : The New Maudsley Method, Second Edition"（Routledge, 2016）の全訳です．本書の初版は 2007 年に出版されました．その後，すぐに私たちのグループによって翻訳が行われ，2008 年には日本語版「モーズレイ・モデルによる家族のための摂食障害こころのケア」が出版されました．この日本語版は，多くの病院，クリニック，家族教室などにおいて，家族向けの心理教育用のテキストとして活用されていることを耳にし，たいへん嬉しく思っていました．ただ，初版の日本語版が出版されてから 10 年以上が経過し，最近では新品を購入するのが困難になりつつあるようでもありました．そのような折りに，別の書籍の翻訳でお世話をしていただいていた南山堂様から，次の書籍の出版のお話をいただいたため，ちょうど良い機会と考え，第 2 版の翻訳を提案させていただきました．

　第 2 版は，初版の内容と重なる部分も多いのですが，最近の新しい研究や臨床の知見が随所に追加されており，図なども大幅に改訂され，全体的にボリュームが増し，読み応えのある内容となっています．摂食障害の臨床に携わっていますと，家族から，家庭で患者さんにどのように接すればよいか，どのような点に注意してケアをすればよいか，どのように食事のサポートをすればよいか，といった質問をよく受けます．家庭でのケアや対応の仕方がよく分からず，途方に暮れている家族が多いのです．私たちの臨床経験からは，そのような場合は，単に言葉だけで助言をしたり，説明したりするよりも，本書のような家族向けの書籍を用いて，家族の皆さんにも協同的な治療チームの一員としてその内容を読んで理解していただき，その上で，治療者が必要な助言を行ったり説明を追加するといったスタイルの方が，実践的かつ効果的であるように思っています．

　本書は，摂食障害の患者さんのケアにあたる家族のために書かれたものですが，私たちは本書を，患者さんご本人や保健医療関係者（医師，看護師，心理士，保健師，ソーシャル・ワーカー，栄養士，養護教諭など），友人など，多くの方々に読んでいただきたいと思っています．摂食障害については，家族や周囲の人々，さらには，ときには保健医療関係者までもが，多くの誤解や間違った情報をもっていることがあります．極端な食事制限や過食，嘔吐，下剤の乱用といった行動について，どうしてそのようなことが続いているのかが分からないと，「普通に食べればよいだけなのに，どうしてそうしないのだ」，「単なるわがままだ．性格の問題だ」，「そもそも，治そうとする気がないのだ」いったような考えをもつようになってしまい，患者さんに対して陰性感情を抱くようになります．家族によっては，患者さんの摂食障害の行動を見て見ぬふりをしたり，そういった行動に順応してしまうこともあります．このようなことが起こると，患者さんの回復を支援するどころか，病気を維持させる要因となってしまい，長期的に見ると，患者さんを苦しめる結果

になります．多くの家族が経験するこのような困難やさまざまな問題，そしてそれらを解決するにはどうすればよいかということについて，本書は具体的な例を挙げながら，分かりやすく解説しています．本書で用いられている動物のたとえは，よく起こりうる家族の反応を理解し，自分自身の対応について振り返る手助けをしてくれます．また，本書にはエビデンスに基づいた正確な知見や多くの情報が記載されており，読者の皆さんは，摂食障害という病気について，心理的側面，身体的側面から多面的に理解を深めることができるでしょう．病気について十分な知識と理解をもつことは，患者さんのケアを効果的に続けていくための土台となるものです．

　本書の翻訳に際しては，基本的には初版の翻訳方針を踏襲し，読者の皆さんが理解しやすいように，できるだけ平易な表現を用いるようにしました．英国と日本の医療制度や環境の違いから，そのまま訳しただけでは理解し難い箇所は，訳出を工夫し，さらに，読者の皆さんの理解を手助けするために何らかの解説が必要と思われる箇所については，（　）内に訳者注として記載しました．また，摂食障害の患者さんは圧倒的に女性が多いという実情を考慮して，患者さんを指す代名詞は「彼女たち」というように女性形で訳すように統一し，また実際に患者さんのケアを行うのは家族である場合が多いため，「carer（援助者）」を基本的に「家族」と訳すようにしました．さらに，主な「carer」は母親の場合が多いため，「carer」と「Edi（エディ＝患者）」を「母」と「娘」の想定で訳しています．しかし，「carer」は父親やきょうだいなどの場合もありますし，患者さんも男性である場合があります．読者の皆さんの実際の状況に合わせて，「carer」を「父」や「きょうだい」，「Edi」を「息子」などと読みかえていただけると幸いです．

　監訳者は，ロンドン大学精神医学研究所摂食障害部門（モーズレイ摂食障害ユニット）に留学経験があり，著者の一人であるジャネット・トレジャー教授の指導を受けています．監訳者のグループは，これまで，モーズレイ摂食障害ユニットで開発され，実際に使われてきたセルフヘルプ・マニュアルやテキストを翻訳してきました．それらは，本書の初版である "Skills-based Learning for Caring for a Loved One with an Eating Disorder"（邦題「モーズレイ・モデルによる家族のための摂食障害こころのケア」）をはじめとし，"Getting better bit（e）by bit（e）: a survival kit for sufferers of bulimia nervosa and binge eating disorders"（邦題「過食症サバイバル・キット ―ひと口ずつ，少しずつよくなろう―」），"The Clinician's Guide to Collaborative Caring in Eating Disorders"（邦題「モーズレイ摂食障害支援マニュアル ―当事者と家族をささえるコラボレーション・ケア―」），"A Cognitive-Interpersonal Therapy Workbook for Treating Anorexia Nervosa: The Maudsley Model"（邦題「モーズレイ神経性やせ症 MANTRA ワークブック」）にな

ります．とくに，2021 年に出版された「モーズレイ神経性やせ症 MANTRA ワークブック」は，英国の医療ガイドラインである NICE ガイドラインにおいて，神経性やせ症の第一選択の治療法として推奨されているモーズレイ方式の治療の核となるものであり，非常に実践的な内容になっていますので，本書と併せて読んでいただき，摂食障害の治療やケアに活用していただけると幸いです．

　最後になりましたが，私たちの翻訳の申し出を快く承諾してくださったトレジャー先生ならびに出版にご尽力をいただきました南山堂編集部の小池亜美氏に心より感謝申し上げます．

　この第 2 版が，摂食障害の治療に携わっておられる多くの方々に読まれ，患者さんの治療やケアに役立つことを願っております．

2022 年 8 月

監訳者一同

索　引

英語

日本語

あ

な

は

ま

や

ら

監訳者略歴

中里 道子

    国際医療福祉大学医学部精神医学　主任教授

    国際医療福祉大学成田病院精神科　精神科部長・主任教授

    千葉大学大学院医学研究院精神医学　特任教授

    1990 年　千葉大学医学部　卒業

    1990 年　千葉大学医学部附属病院精神神経科

    2005 年　ロンドン大学精神医学研究所・モーズレイ病院の摂食障害ユニットに留学

    2012 年　千葉大学・子どものこころの発達教育研究センター 特任教授

    2017 年 1 月〜　千葉大学大学院医学研究院精神医学　特任教授

    2017 年 4 月〜　国際医療福祉大学医学部精神医学　主任教授

    2020 年 4 月〜　国際医療福祉大学成田病院　精神神経科部長・主任教授

友竹 正人

    徳島大学大学院医歯薬学研究部メンタルヘルス支援学分野　教授

    1993 年　徳島大学医学部　卒業

    1997 年　徳島大学大学院　修了

    2005 年　ロンドン大学精神医学研究所・モーズレイ病院の摂食障害ユニットに留学

    2006 年　徳島大学精神医学分野　講師

    2007 年　徳島大学精神医学分野　准教授

    2009 年〜　徳島大学メンタルヘルス支援学分野　教授

水原 祐起

    京都府立医科大学大学院医学研究科精神機能病態学　併任助教

    特定非営利活動法人 SEED きょうと　理事長

    京都府立こども発達支援センター診療課　精神科医長

    2006 年　京都府立医科大学医学部医学科　卒業

    2011 年〜　京都府立医科大学大学院 医学研究科精神機能病態学　併任助教

    2014 年　ロンドン大学精神医学研究所・モーズレイ病院の摂食障害ユニットに留学

    2017 年 12 月〜　京都府立こども発達支援センター診療課　精神科医長

    2015 年 10 月　特定非営利活動法人 SEED きょうとを設立

    2017 年 11 月　同法人　副理事長

    2020 年 12 月〜　同法人　理事長

モーズレイモデルによる
家族のための摂食障害こころのケア　原著2版

2022 年 10 月 1 日　1 版 1 刷（原著 2 版）　　　　　　　ⓒ2022

監訳者
なかざとみちこ　　ともたけまさひと　　みずはらゆうき
中里道子　　　　友竹正人　　　　水原祐起

発行者
株式会社 南山堂　代表者 鈴木幹太
〒113-0034　東京都文京区湯島 4-1-11
TEL 代表 03-5689-7850　　www.nanzando.com

ISBN 978-4-525-38221-6

モーズレイ 神経性やせ症治療 MANTRAワークブック

監訳

中里道子 国際医療福祉大学医学部精神医学 主任教授／
千葉大学大学院医学研究院精神医学 特任教授

友竹正人 徳島大学大学院医歯薬学研究部
メンタルヘルス支援学分野 教授

水原祐起 京都府立医科大学大学院
医学研究科精神機能病態学 併任助教

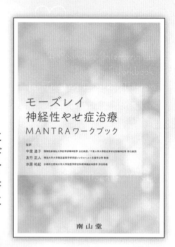

イギリス・モーズレイ病院摂食障害ユニットで開発された,モーズレイモデルによる成人の神経性やせ症の治療,「MANTRA」はその効果が認められ,イギリスのNICEガイドラインでも神経性やせ症に対する治療法として推奨されている.本書はこの「MANTRA」を学び,実践できるワークブック形式の手引書である.実際に書き込みながら,神経性やせ症の要因や体に必要な栄養について,そして感情と向き合うことや治療の目標について考えることができる.実際に摂食障害の治療に関わるさまざまな職種の専門家はもちろんのこと,患者自身や患者を支える家族にとっても有用な一冊.

● B5判 305頁 ● 定価3,300円(本体3,000円＋税10%)
● ISBN 978-4-525-38191-2 ● 2021年5月発行

主な内容

詳しくは
Webで

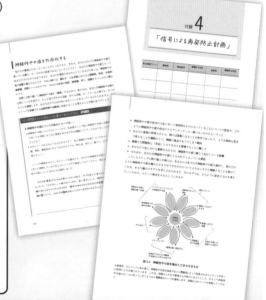

9784525381912

 南 山 堂 〒113-0034　東京都文京区湯島4-1-11　URL https://www.nanzando.com
TEL 03-5689-7855　FAX 03-5689-7857(営業)　E-mail eigyo_bu@nanzando.com